ISBN 978-3-662-28119-2   ISBN 978-3-662-29627-1 (eBook)
DOI 10.1007/978-3-662-29627-1

VII. Über das Wesen malacischer Knochenveränderungen infolge innerer Krankheiten*

Von

Joachim Maximilian Schmitt-Rohde

Mit 17 Abbildungen

Inhalt

	Seite
Literatur	383-388
Einleitung	388-391
I. Aus der speziellen Histologie, Chemie und Physiologie des normalen Knochengewebes	391-399
a) Aufbau des Knochengewebes	391-394
b) Einwirkung der Vitamine	394-395
c) Bildung der Kristalleinheiten	395-396
d) Cellulärer Abbau des Knochens	396
e) Ionenaustausch Kristalle-Kittsubstanz-Gewebsflüssigkeit	396-397
f) Einwirkung von Hormonen	397-399
g) Beziehungen von Magen-Darm-Trakt und Leber zum Knochengewebe	399
II. Betrachtungen über Wesen und Ursachen der Knochenerweichung	399-406
a) Begriffsbestimmung und Abgrenzung gegenüber der Osteoporose	399-400
b) Betrachtung der zur Knochenerweichung führenden Ursachen	401-406
III. Methoden zur Erfassung der Knochenerweichung und ihre Wertung	406-409
a) Röntgenuntersuchung	406
b) Blutuntersuchungen	406-407
c) Knochenpunktion	407
d) Histologische Auswertung von Knochenschnitten	407-409
IV. Aus der Klinik halipenischer Osteopathien, die mit Knochenerweichung einhergehen	409-426
a) Klinische Leitsymptome	409-411
b) Röntgenbefunde	411
c) Laborbefunde	411
d) Knochenerweichung infolge Resorptionsstörungen	411-414
e) Knochenerweichung bei Leberparenchymschädigung	414-415
f) Knochenerweichung beim Hyperparathyreoidismus	415-418
g) Knochenerweichung bei Nierenerkrankungen	418-420
h) Mögliches Reaktionsprinzip des Knochengewebes auf zum Kalksalzverlust führende Störungen	420-421
i) Hormonal bedingte Knochenerweichung (ausschließlich Hyperparathyreoidismus) und Erfolg der Sexualhormontherapie	421-426

Literatur

Albright, F., Ch. H. Burnett, W. Parson, E. C. Reifenstein jr and A. Roos: Osteomalacia and late rickets. Medicine 25, 399 (1946).
— and E. C. Reifenstein jr: The parathyroid glands and metabolic bone diseases. Baltimore, USA: Williams and Wilkins Comp. 1948.

---

* Aus der II. Medizinischen Klinik und Poliklinik der Freien Universität Berlin (Direktor: Prof. Dr. H. Bartelheimer). Mit Unterstützung der Deutschen Forschungsgemeinschaft.

Asboe-Hansen, G.: Some systemic connective tissue disorders pertaining to dermatology. In: Connective Tissue in Health and Disease. Copenhagen: Munksgaard 1954.
Ascenzi, A.: On the existence of bonds between ossein and inorganic bone fraction. Science 112, 84 (1950).
Askanazy, M.: Über Ostitis deformans ohne osteoides Gewebe. Arb. Path.-Anat. Inst. zu Tübingen. Leipzig 4, 398 (1905).
— u. E. Rutishauser: Die Knochen der Basedow-Kranken. Virchows Arch. path. Anat. 291, 653 (1933).
Aub, J. C., W. Bauer, Cl. Heath and M. Ropes: Studies of calcium and phosphorus metabolism. III. The effects of the thyroid hormone and thyroid disease. J. clin. Invest. 7, 97 (1929).
Baldridge, R. D., A. M. Kligman, M. I. Lipnik and D. M. Pittsborg: In vitro effects of cortisone on mesodermal tissue. Arch. Path. (Chicago) 51, 593 (1950).
Balz, G., u. R. Birkner: Die Bestimmung der Aluminiumschwächungsgleichwerte von Knochengewebe beim Menschen. Strahlenther. 99, 221 (1956).
Bartelheimer, H.: Klinisches Bild, Entstehung und heutige Bedeutung der universellen calcipriven Osteopathien. Klin. Wschr. 1949, 521.
— Entkalkungsosteopathien bei Niereninsuffizienz. Berl. med. Z. 1950, 641.
— Formen und Entstehungsbedingungen der Entkalkungsosteopathien. Ärztl. Wschr. 1951, 666.
— Modifications du squelette d'origine endocrinienne, alimentaire et rénale. II. Congrès int. Biochemie 1952, 333.
— Moderne Auffassungen über Osteopathien. Dtsch. med. J. 1954, 409.
— Calcipenische Osteopathien als Folge von Stoffwechsel- und Regulationsstörungen. Berl. Med. 1956, 377.
— Klinik und Differentialdiagnose des Hyperparathyreoidismus, besonders der Knochenveränderungen. Verh. dtsch. Ges. inn. Med. 62 Kongr. 1956, 447.
— u. J. M. Schmitt-Rohde: Osteoporose als Krankheitsgeschehen. Erg. inn. Med. Kinderheilk. 7, 454 (1956).
— — Die Biopsie des Knochens als differentialdiagnostische klinische Methode. Klin. Wschr. 1957, 429.
Beaulieu, M. M., et M. J. Dallemagne: La constance du taux des citrates de l'os. Arch. int. Physiol. 59, 183 (1951).
Berner, A.: Les ostéodystrophies d'origine rénale. Helvet. med. Acta 11, 741 (1944).
Birkner, R., J. Frey u. K. H. Ueberschär: Frühveränderungen am Knochen erwachsener Meerschweinchen nach Röntgenbestrahlung. Strahlenther. 100, 574 (1956).
Boas, N. F.: Isolation of hyaluronic acid from the cock's comb. J. biol. Chem. 181, 573 (1949).
— and A. W. Ludwig: The mechanism of estrogen inhibition of comb growth in the cockerel, with histologic observations. Endocrinology 46, 299, 303 (1950).
Boll, I., u. J. M. Schmitt-Rohde: Osteoporose bei der perniciösen Anämie. Ärztl. Wschr. 1957, 419
Boström, H.: On the sulphate exchange of sulpho-mucopolysaccharides. In: Connective Tissue in Health and Disease. Copenhagen: Munksgaard 1954.
Boyd, G., and W. F. Neuman: The surface chemistry of bone. V. The ion binding properties of cartilage. J. biol. Chem. 193, 243 (1951).
Bradfield, J. R. G., and E. Kodicek: Abnormal mucopolysaccharid and "praecollagen" in vitamin C deficient skin wounds. Biochem. J. 49, 1, 17 (1951).
Brandenberger, E.: Röntgenuntersuchung des Skeletts. In: Lehrbuch der Röntgendiagnostik von H. R. Schinz, W. E. Baensch, E. Friedl und E. Uehlinger. Bd. I. Stuttgart: Georg Thieme 1950.
— u. H. R. Schinz: Über die Natur der Verkalkungen bei Mensch und Tier und das Verhalten der anorganischen Knochensubstanz im Falle der hauptsächlichen menschlichen Knochenkrankheiten. Helvet. med. Acta 1945, Suppl. XVI (Beilage zu Vol. 12, Fasc. 6).
Butturini, V., e A. Baronchelli: Le osteopathie nel diabete mellito. G. Clin. med. 34, 1143 (1953).
Castor, W. C., and B. L. Baker: Endocrinology 47, 234 (1950); zit. nach Iversen.
Chain, E., and E. S. Duthie: Brit. J. Exper. Path. 21, 324 (1940); zit. nach Iversen.
Champy, Ch., et N. Kritch: Le tissue muco-élastique de la crete du coq. Réactif de l'hormone sexuelle. C. R. Soc. Biol. (Paris) 92, 683 (1925).
Claireaux, A. E.: Renal osteodystrophy. J. Path. Bact. 65, 291 (1953).
Cobb, J. D.: Relation of glykogen, phosphorylase and ground substance to calcification of bone. Arch. Path. (Chicago) 55, 496 (1953).
Cooke, W. T., J. A. Barclay, A. D. T. Govan and L. Nagley: Osteoporosis associated with low serum phosphorus and renal glykosuria. Arch. intern. Med. 80, 147 (1947).

DENT, C. E.: Rickets and Osteomalacia from renal tubule defects. J. Bone Jt Surg. **34 B**, 266 (1952).
— and C. J. HODSON: Generalised softening of bone due to metabolic causes. II. Radiological changes associated with certain metabolic bone diseases. Brit. J. Radiol. **27**, 605 (1954).
DETTMER, N.: Entwicklung und räumliche Anordnung der Interzellularsubstanz des Bindegewebes und ihre Beziehung zur Leistung der Bindegewebszellen. Beiträge zur Silikose-Forschung. Sonderband: Grundfragen aus der Silikoseforschung. Bergbau-Berufsgenossenschaft Bochum **1955**, 185.
— I. NECKEL u. H. RUSKA: Elektronenmikroskopische Befunde an versilberten Kollagenfibrillen. Z. Mikrosk. **60**, 290 (1951).
— J. M. SCHMITT-ROHDE u. F. J. HABERICH: Über histologisch und mikrodensometrisch nachweisbare postmortale Veränderungen der Knochengrundsubstanz. Virchows Arch. path. Anat. **328**, 324 (1956).
— u. W. SCHWARZ: Die qualitative elektronenmikroskopische Darstellung von Stoffen mit der Gruppe CHOH-CHOH. Ein Beitrag zur Elektronenfärbung. Z. Mikrosk. **61**, 1 (1953).
DICKENS, F.: Biochem. J. **35**, 1011 (1941); zit. nach SCHÜTTE.
DISTEFANO, V., W. F. NEUMAN and G. ROUSER: The isolation of a phosphate ester from calcificable cartilage. Arch. Biochem. **47**, 218 (1953).
DROESE, W.: Beitrag zur Frage der senilen Osteomalazie und der Hungerosteopathie. Münch. med. Wschr. **1938**, 1199.
DURAN-REYNALS, F.: Some remarks on the spreading reaction. In: Connective Tissue in Health and Disease. Copenhagen: Munksgaard 1954.
EGER, W.: Über den nephrogenen Hyperparathyreoidismus. Medizinische **1952**, 1120.
— Zur Histologie, Physiologie und Pathologie der Epithelkörperchen. Mat. med. Nordmark **7**, 9, 10, 11 (1955).
EISENSTADT, W. S., and E. B. COHEN: Osteoporosis and compression fractures from prolonged cortisone and corticotropin therapy. Ann. Allergy **13**, 252 (1955).
ELLIOT, A.: Advanced vitamin D resistant osteomalacia with Looser-Milkman-syndrome. Acta med. scand. **152**, 195 (1955).
FANCONI, G.: Der nephrotisch-glykosurische Zwergwuchs mit hypophosphataemischer Rachitis. Dtsch. med. Wschr. **1936** II, 1169.
— Neue Aspekte der Nierenpathologie. Schweiz. med. Wschr. **29**, 757 (1950).
— Zur Pathologie der Parathyreoidea und des Kalzium- und Phosphatstoffwechsels. Dtsch. med. Wschr. **78**, 85 (1953).
— u. P. GIRARDET: Familiärer persistierender Phosphatdiabetes mit D-Vitamin-resistenter Rachitis. Helv. paediat. Acta **7**, 14 (1952).
FITTON-JACKSON, S., and R. H. SMITH: Fibrogenesis of connective and skeletal tissues in the embryonic fowl. Soc. exp. Biol. **9**, 89 (1955).
FOLLIS, R. H. jr.: The pathology of the osseous changes in Cushing's syndrome in an infant and in adults. Bull. Johns Hopk. Hosp. **88**, 440 (1951).
— Skeletal changes associated with hyperthyroidism. Bull. Johns Hopk. Hosp. **92**, 405 (1953).
— and D. A. JACKSON: Renal osteomalacia and osteitis fibrosa in adults. Bull. Johns Hopk. Hosp. **72**, 232 (1943).
— — and E. A. PARK: The problem of the association of rickets and scurvy. Amer. J. Dis. Child. **60**, 745 (1940).
GAUNT, R., C. HOWELL, N. ANTONCHAK and M. GLITZER: Adrenal cortical steroids and body growth. Anat. Rec. **111**, 560 (1951).
GEBHARDT: Arch. Entw.mechan. 11/12 (1916); **16**, 377 (1903); zit. nach M. B. SCHMIDT.
GEDIGK, P.: Histochemische Darstellung von Kohlenhydraten. Klin. Wschr. **30**, 1057 (1952).
GIBIAN, H.: Zusammenstellung der Hyaluronidase-Literatur. Fa. Schering.
GILMOUR, J. R.: The parathyroid glands and skeleton in renal diseases. Oxford 1947.
GLEGG, R. E., D. EIDINGER and C. P. LEBLOND: Some carbohydrate components of reticular fibers. Science **118**, 614 (1953).
GRASSMANN, W.: Unsere heutige Kenntnis vom Kollagen. Leder **6**, 241 (1955).
GRAUMANN, W.: Zur Standardisierung des Schiff'schen Reagenz. Z. wiss. Mikrosk. **61**, 225 (1953).
GROSS, J.: A study of certain connective tissues constituents with the electron microscope. Ann. N. Y. Acad. Sci. **52**, 965 (1950).
— J. H. HIGHBERGER and F. O. SCHMITT: Collagen structures considered as states of aggregation of a cinetic unit. The tropocollagen particle. Proc. nat. Acad. Sci. **40**, 679 (1954).
GUTMAN, A. B.: Enzymes and templates in bone salt formation. Amer. J. Med. **17**, 585 (1954).
— and T'SAI FAN YU: Further studies of the relation between glycogenolysis and calcification in cartilage. Metabolic interrelations N. Y., Josiah Macy jr. Foundation, Febr. 7—8, 1949.
HARRISON, H. E., and H. C. HARRISON: Renal excretion of inorganic phosphate in relation to action of vitamin D and parathyroid hormone. J. clin. Invest. **20**, 47 (1941).

HELLER-STEINBERG, M.: Ground substance, bone salts, and cellular activity in bone formation and destruction. Amer. J. Anat. **89**, 347 (1951).
HELLNER, H.: Zur Differentialdiagnose der wichtigsten Knochenerkrankungen. Med. Klin. **1952**, 217, 249, 283, 314.
HENDRIKS, S. B., and W. L. HILL: The nature of bone and phosphate rock. Proc. nat. Acad. Sci. **36**, 731 (1950).
HENNEMAN, P. H., J. W. IRWIN, D. M. K. WANG and W. S. BURRAGE: The effect of oestrogen and androgen on calcium metabolism during cortisone administration. J. clin. Endocr. **15**, 858 (1955).
HERNBERG, C. A.: Changes in the bone structure in diabetes mellitus. Acta med. scand. **140**, 35 (1951).
— The bone structure in alloxan-induced diabetes mellitus in rats. Acta med. scand. **142**, 274 (1952).
— Skelettveränderungen bei Diabetes mellitus der Erwachsenen. Acta med. scand. **143**, 1 (1952).
HILTEMANN, H., F. KUHLENCORDT u. H. WENDEROTH: Generalisierte Knochenerkrankungen mit Funktionsstörungen im Tubulussystem der Niere. Dtsch. Arch. klin. Med. **199**, 538 (1952).
HÖVELS, O.: Der Einfluß der Vitamine auf die Verkalkung. In: Chemie und Stoffwechsel von Binde- und Knochengewebe. Berlin-Göttingen-Heidelberg: Springer-Verlag 1956.
HOTCHKISS, R. D.: A microchemical reaction resulting in the staining of polysaccharide structures in fixed tissue preparations. Arch. Biochem. **16**, 131 (1948).
HOWARD, J. E.: Some current concepts on the mechanism of calcification. J. Bone Jt Surg. **33 A**, 801 (1951).
HUBER, L., et CH. ROUILLER: Les fibrilles collagènes de l'os. (Etude au microscope électronique). Experientia (Basel) **7**, 338 (1951).
IVERSEN, K.: Hormonal influence on connective tissue. In: Connective Tissue in Health and Disease. Copenhagen: Munksgaard 1954.
JESSERER, H.: Der heutige Stand des Osteomalazieproblems. Wien. klin. Wschr. **1952**, 715.
JORPES, E., u. I. YAMASHINA: Die Mucopolysaccharide und Glykoproteide des Bindegewebes. In: Chemie und Stoffwechsel von Binde- und Knochengewebe. Berlin-Göttingen-Heidelberg: Springer-Verlag 1956.
JUERGENS, J. L., D. A. SCHOLZ and E. E. WOLLAEGER: Severe osteomalacia associated with occult steatorrhea due to nontropical sprue. Arch. intern. Med. **98**, 774 (1956).
KELLENBERGER, E., u. CH. ROUILLER: Die Knochenstruktur, untersucht mit dem Elektronenmikroskop. Schweiz. Z. allg. Path. **13**, 783 (1950).
KOSSA, V.: Nachweis von Kalk. Zieglers Beitr. **29**, 163 (1901).
KÜHNAU, J.: In: Lampert, H.: Ergebnisse der physikalisch-diätetischen Therapie. Bd. 4. Dresden und Leipzig: Theodor Steinkopf 1951.
LASKIN, D. M., and M. B. ENGEL: Bone metabolism and bone resorption after parathyroid extract. Arch. Path. (Chicago) **62**, 296 (1956).
LAYTON, L. L.: Proc. Soc. exp. Biol. (N. Y.); zit. nach IVERSEN.
LESSMANN, F.: Hungerosteopathie, Umbaustörungen und Milkman'sches Syndrom. Ärztl. Wschr. **1947**, 719.
LEUTHARDT, F.: Lehrbuch der Physiologischen Chemie. Berlin: W. de Gruyter & Co. 1955.
LINKE, K. W.: Elektronenmikroskopische Untersuchung über die Differenzierung der Interzellularsubstanz der menschlichen Lederhaut. Z. Zellforsch. **42**, 331 (1955).
LOEVEN, W. A.: The nature of an complex binding between collagen and mucopolysaccharide in connective tissue. Acta physiol. pharmacol. neerl. **4**, 243 (1955).
LOOSER, E.: Über Spätrachitis und Osteomalazie. Klinische, röntgenologische und pathologisch-anatomische Untersuchungen. Dtsch. Z. Chir. **152**, 210 (1920).
LORENTZ, K.: Färberische und mikrodensometrische Untersuchungen über die Ultrastrukturdichte der Knochensubstanz. Virchows Arch. path. Anat. **331**, 72 (1958).
LUCAS: Lancet **1883**, 993; zit. nach FANCONI.
LUSTIG, S. DE, and R. E. MANCINI: C. R. Soc. Biol. (Paris) **145**, 1724 (1951); zit. nach IVERSEN.
MAJNO, G., u. CH. ROUILLER: Die alkalische Phosphatase in der Biologie des Knochengewebes. Histochemische Untersuchungen. Virchows Arch. path. Anat. **321**, 1 (1951/52).
MAURER, W., H. BASTEN, W. BECKER, A. NIKLAS u. H. PUCHTLER: Über ein Verfahren zur Bestimmung der Acidität des Magens ohne Magenschlauch. Klin. Wschr. **1951**, 89.
MAYOR, G.: Les ostéodystrophies hépatogenes. Schweiz. med. Wschr. **1942**, 1042.
MCMANUS, J. F. A.: Histological and histochemical uses of periodic acid. Stain Technol. **23**, 99 (1948).
— Histochemistry of connective tissue. In: Connective Tissue in Health and Disease. Copenhagen: Munksgaard 1954.

McLean, F. C.: Epithelkörperchen und Knochengewebe. In: Chemie und Stoffwechsel von Binde- und Knochengewebe. Berlin-Göttingen-Heidelberg: Springer-Verlag 1956.

Meulengracht, E.: Osteomalacia columnae in Dänemark durch einseitige Kost oder durch Leiden im Verdauungskanal (Osteomalacia achylica; Osteomalacia e abuse laxantium). Wien. klin. Wschr. 1939, 31.

Meyer, P. C.: The histological identification of osteoid tissue. J. Path. Bact. 71, 325 (1956).

Milkman, L. A.: Multiple spontaneous idiopathic symmetrical fractures. Amer. J. Roentgenol. 32, 622 (1934).

Morrione, T. G.: The formation of collagen fibres by the action of heparin on soluble collagen; an electron microscopic study. J. exp. Med. 96, 107 (1952).

Möllendorff, W. v., u. M. v. Möllendorff: Untersuchungen zur Theorie der Färbung fixierter Präparate. 3. Durchtränkungs- und Niederschlagsfärbung als Haupterscheinung bei der histologischen Färbung. Ergebn. Anat. Entwickl.-Gesch. 25, 1 (1924).

Neuman, W. F.: Bone as a problem in surface chemistry. Unclassified report Atomic Energy Project, UR -110- Rochester, University of Rochester AEP, March 22, 1950.

— and M. W. Neuman: Emerging concepts of the structure and metabolic functions of bone. Amer. J. Med. 22, 123 (1957).

Nielsen, H.: The bone system in hyperthyroidism. A clinical and experimental study. Acta med. scand. 142, 783 (1952).

Nowakowski, H., u. E. Gadermann: Regressive Wirbelsäulenveränderungen bei doppelseitiger Hodenatrophie und Anorchie. Verh. dtsch. Ges. inn. Med. 58, 400 (1952).

Okura, T.: Modellversuche über die Beziehung zwischen der Strukturdichte und der Färbbarkeit. Arch. hist. jap. 1, 1 (1950).

Pahlke, G.: Elektronenmikroskopische Untersuchungen an der Interzellularsubstanz des menschlichen Sehnengewebes. Z. Zellforsch. 39, 421 (1954).

Perloff, W. H., J. H. Boutwell, jr. and R. Maas: The endocrine treatment of climacteric (steroid-deficiency) osteoporosis. J. Amer. Geriat. Soc. 4, 760 (1956).

Pommer, G.: Untersuchungen über Osteomalazie und Rachitis. Leipzig: F. C. W. Vogel 1885.

Porter, K. R.: The fine structure of cells. Fed. Proc. 14, 673 (1955).

— and P. Vanamee: Observations on the formation of connective tissue fibers. Proc. Soc. exp. Biol. (N. Y.) 71, 513 (1949).

Recklinghausen, F. v.: Untersuchungen über Rachitis und Osteomalacie. Jena: Gustav Fischer 1910.

Reddi, K. K., u. A. Norström: Die Wirkungen von Vitamin C auf den Sulfateinbau in die Chondroitinschwefelsäure von Knorpelgewebe. Nature (Lond.) 173, 1232 (1954); ref. von Kübler, Dtsch. med. Wschr. 1954, 1548.

Richards, D. G. B.: Chronic renal disease with secondary hyperparathyroidism. Brit. med. J. 1951, 167.

Robinson, R. A.: An electron-microscopic study of the crystalline inorganic component of bone and its relationship to the organic matrix. J. Bone Jt. Surg. 34 A, 389 (1952).

— and M. L. Watson: Collagen-crystal relationships in bone as seen in the electron microscope. Anat. Rec. 114, 383 (1952).

Robison, R.: Biochemic. J. 17, 286 (1923); zit. nach Schütte.

Rössle, R.: Untersuchungen über Knochenhärte. Beitr. path. Anat. 77, 174 (1927).

Rogers, H. J.: The polysaccharide associated with the organic matrix of bone. Biochem. 49, 12 (1951).

Rouiller, Ch., L. Huber et E. Rutishauser: La structure de la dentine. Etude comparée de l'os et de l'ivoire au microscope électronique. Acta anat. (Basel) 16, 16 (1952).

Roux, W.: Über funktionelle Anpassung. Enzyl. Jb. 4, 18, 19 (1884); Ges. Abhandl. I. Bd. Leipzig 1895, 767.

Ruppel, W., u. L. Weissbecker: Leber und Steroidstoffwechsel. Acta endocr. (Kbh.) 10, 29 (1952).

Ruska, H.: Die gegenwärtige Entwicklung der morphologischen Grundlagen in Zytologie und Zytopathologie. Zbl. Bakt.. I. Abt. Orig. 166, 546 (1956).

Salvesen, H. A., and J. Böe: Osteomalacia in sprue. Acta med. scand. 146, 290 (1953).

Schallock, G.: Über die Beziehungen zwischen Zellen und Zwischensubstanz im Bindegewebe. Vortrag am 26. Okt. 1956 in Würzburg, Rheuma-Kolloquium, Geigy.

Schmidt, M. B.: Rachitis und Osteomalacie. In: Handbuch der speziellen pathologischen Anatomie und Histologie; von O. Lubarsch u. F. Henke, IX. Bd., 1. Teil. Berlin: Julius Springer 1937.

— Atrophie und Hypertrophie des Knochens einschließlich der Osteosklerose. In: Handbuch der speziellen pathologischen Anatomie und Histologie; von O. Lubarsch u. F. Henke, IX. Bd., 3. Teil. Berlin: Julius Springer 1937.

Schmitt, H. G.: Symmetrische Umbauzonen (sog. Milkmansche Krankheit). Fortschr. Röntgenstr. 71, 304 (1949).

Schmitt-Rohde, J. M.: Über das Wesen der Knochenerweichung und die Möglichkeiten ihrer frühzeitigen Erfassung. Habilitationsschrift. Freie Universität Berlin 1957.
— F. J. Haberich u. N. Dettmer: Über neue Wege zur frühzeitigen Diagnose der Osteopathien in der Klinik. Klin. Wschr. **1956**, 291.
Schmorl, G.: Die pathologische Anatomie der rachitischen Knochenerkrankungen mit besonderer Berücksichtigung ihrer Histologie und Histogenese. Ergebn. inn. Med. Kinderheilk. **4**, 403 (1909).
— u. H. Junghanns: Die gesunde und kranke Wirbelsäule in Röntgenbild und Klinik. 2. Aufl. Stuttgart: Georg Thieme 1951.
Schütte, E.: Stoffwechsel des Knochengewebes. In: Chemie und Stoffwechsel von Binde- und Knochengewebe. Berlin-Göttingen-Heidelberg: Springer-Verlag 1956.
Schwarz, W.: Elektronenmikroskopische Untersuchungen über den Aufbau der Sklera und der Cornea des Menschen. Z. Zellforsch. **38**, 26 (1952).
— Elektronenmikroskopische Untersuchungen über die Differenzierung der Cornea- und Sklerafibrillen des Menschen. Z. Zellforsch. **38**, 78 (1952).
— Die Zwischensubstanzen des Bindegewebes. In: Kapillaren und Interstitium. Hamburger Symposion 29.—31. Okt. 1954. Stuttgart: Georg Thieme 1955.
— u. G. Pahlke: Elektronenmikroskopische Untersuchungen an der Interzellularsubstanz des menschlichen Knochengewebes. Z. Zellforsch. **38**, 475 (1953).
Seki, M.: Zur physikalischen Chemie der histologischen Färbung. Z. Zellforsch. **29**, 553 (1939).
Sissons, H. A.: Microradiography of bone. Brit. J. Radiol. **23**, 2 (1950).
— The osteoporosis of Cushing's syndrome. J. Bone Jt. Surg. **38 B**, 418 (1956).
Snapp, I., R. Seely, S. Falk and I. Feder: Osteomalacia in New York. Ann. intern. Med. **41**, 893 (1954).
Snapper, I.: Medical clinics on bone diseases. A text and Atlas. Second completely revised and augmented edition. New York: Interscience Publ., Inc. 1949.
Steyer, W.: Skelettveränderungen bei Erkrankungen des endokrinen Systems, besonders bei Morbus Basedow. Dtsch. Gesundh.-Wes. **7**, 43 (1952).
Strates, B. S., W. F. Neuman and G. J. Levinskas: The solubility of bone mineral. II. Precipitation of near-neutral solutions of calcium and phosphate. J. Phys. Chem. (in Press); zit. nach Neuman and Neuman.
Szirmay, J. A.: The effect of testosterone propionate on the connective tissue of the head appendices and the skin of the capon. Anat. Rec. **105**, 337 (1949).
Tobler, R., A. Prader u. W. Taillard: Die familiäre primäre Vitamin-D-resistente Rachitis (Phosphatdiabetes). Helv. paediat. Acta **11**, 209 (1956).
Trutschel, W.: Über die hepatogene Osteoporose. Ärztl. Wschr. **1956**, 131.
Uehlinger, E.: Nieren, Skelet und Kalziumstoffwechsel. Wien. klin. Wschr. **1949**, 1.
— Renale Osteodystrophia fibrosa und renale Osteomalacie. Schweiz. Z. Path. Bakt. **16**, 997 (1953).
— D-Avitaminose und renale Osteomalacie. Schweiz. med. Wschr. **1955**, 521.
Virchow, R.: zit. nach P. C. Meyer.
Wassermann, F.: The intercellular components of connective tissue: origin, structure and interrelationship of fibers and ground substance. Erg. Anat. Entwickl.-Gesch. **35**, 240 (1956).
— Über die strukturellen Grundlagen der Chemie und des Stoffwechsels der Stützsubstanzen. In: Chemie und Stoffwechsel von Binde- und Knochengewebe. Berlin-Göttingen-Heidelberg: Springer-Verlag 1956.
Watson, M. L., and J. K. Avery: The development of the hamster lower incisor as observed by electron microscopy. Amer. J. Anat. **95**, 109 (1954).
— and R. A. Robinson: Collagen-crystal relationships in bone. II. Electron microscope study of basic calcium phosphate crystals. Amer. J. Anat. **93**, 25 (1953).
Wernly, M.: Die Osteomalazie. Stuttgart: Georg Thieme 1952.
— et Ch. Berdjis: Les parathyroides humaines. Helv. med. Acta, Suppl. XIX (1946).
Wolbach, S. B.: Controlled formation of collagen and reticulum. A study of the source of intercellular substance in recovery from experimental scorbutus. Amer. J. Path. **9**, 689 (1933).
Wood, N. V., and W. D. Armstrong: Proc. Soc. exp. Biol. (N. Y.) **91**, 255 (1956); zit. nach McLean.

Einleitung

Nachdem in den letzten Jahrzehnten immer mehr *die Dynamik des Knochengewebes* und seine Abhängigkeit von zahlreichen Funktionen innerer Organe erkannt worden ist, muß man heute auch bei diesem Gewebe die *Wechselwirkungen* zwischen Ursache und Folgen seiner krankhaften Veränderungen in

Beziehung zu den übrigen Organsystemen zu erfassen suchen. Man muß nicht nur die Bedeutung des Knochens für die Statik, für den Bewegungsapparat, sondern ebenso die für den Stoffwechsel, vor allem für den Mineral- und Eiweißhaushalt sehen. Für eine solche Bewertung trug vor allem die Erkenntnis bei, daß sich das Skeletsystem als Ganzes bis in den molekularen Bereich hinein in einem steten An- und Abbau befindet.

Insbesondere die generalisierten Osteopathien fordern eine derartige Betrachtungsweise. Von diesen sind die verschiedenen Formen der *Osteoporose* und der *Osteomalacie* erst als Folge solcher Wechselwirkungen zwischen Knochengewebe einerseits und Erkrankungen innerer Organe oder alimentärer sowie endogener Faktoren andererseits zu verstehen. Diese Veränderungen am Skeletsystem gehören daher auch in den Aufgabenbereich der inneren Medizin, sie verlangen eine individuelle Deutung. Auf die Osteoporosen, die in ihrer einfachsten pathologisch-anatomischen Form exzentrische Atrophien des Knochengewebes darstellen, soll in dieser Arbeit nicht näher eingegangen werden, da sie kürzlich schon von BARTELHEIMER und SCHMITT-ROHDE nach den genannten Gesichtspunkten ausgiebig bearbeitet wurden. Wir werden auf diese Form der generalisierten Osteopathien allerdings oft zurückkommen müssen, da es oft zu Überschneidungen mit *malacischen Erscheinungen* des Knochens kommt, in einem Umfang, über den bisher noch keine Klarheit herrscht.

Der weiche Knochen ist durch Knochenschmerz (WERNLY), Verbiegungen, Rippenfedern, durch mehr oder weniger deutliche Aufhebung der strukturellen Zeichnung und Loosersche Umbauzonen im Röntgenbild sowie durch ein Endstadium ausgeprägter Formänderungen einzelner Skeletteile als Folge einer *statischen Insuffizienz* des Knochens klinisch gekennzeichnet. Bisher spricht man erst dann von einer Osteomalacie, wenn das Ausmaß der Störung beträchtlich ist.

Aufgrund der mit modernen Methoden gewonnenen tieferen Einblicke in das Wesen des Knochengewebes sind aber die bestehenden Anschauungen zu überprüfen und zu ergänzen. In der Klinik dieser Systemerkrankungen des Skelets ergeben sich mannigfache Überschneidungen und Kombinationen der verschiedenen Formen. Wenn man über das Geschehen bei derartigen Osteopathien und zu ihrer eindeutigen Abgrenzung voneinander klare Erkenntnisse gewinnen will, so ist heute eine *Synthese* erforderlich geworden, die die neuen anatomischen und chemischen Befunde mit den klinischen, pathophysiologischen und pathologisch-anatomischen Befunden vereinigt. Eine solche Synthese soll hier für die Osteomalacie im weiteren Sinne versucht werden, nachdem die von uns vorgenommene Analyse der Osteoporose (BARTELHEIMER u. SCHMITT-ROHDE) manche Hinweise geliefert hatte.

Schon die Auswirkung dessen, was man bei einzelnen Osteoporoseformen makroskopisch, insbesondere röntgenologisch am Skelet beobachtet, etwa beim Morbus Cushing, ließ darauf schließen, daß bereits hierbei eine Knochenerweichung auftritt. Wie kann man anders die dabei zustande kommende Fischwirbelbildung oder Entstehung von Looserzonen, wie sie in einer Beobachtung von BARTELHEIMER abgebildet wurden, verstehen? Ganz unmittelbar wurden wir in den letzten Jahren auf diese Frage gestoßen, als wir erlebten, wie verschieden sich der Knochen in seiner Härte oder Weichheit bei der Durchführung der zur Biopsie notwendigen Knochenpunktion verhielt. Darüber wurde kürzlich mit BARTELHEIMER berichtet. Lagen hier nur Mischformen vor, oder ist es notwendig, den Begriff der Knochenerweichung neu festzulegen, stellt die klassische Osteomalacie nur eine einzige hierher gehörige Krankheitsgruppe dar? Zwingend ergab sich auch anhand eigener Befunde die Notwendigkeit einer neuen Analyse für das Krankheitsbild der Knochenerweichung.

Welche *Veränderungen im pathologisch-anatomischen Substrat* entsprechen dem klinischen Befund der abnormen Weichheit des Knochens ?

An der kindlichen Rachitis und den Vitamin D-Mangelerscheinungen am Skelet des Erwachsenen als den am klarsten definierten Malacieformen sind die histologischen Veränderungen am Knochengewebe von POMMER, ASKANAZY, SCHMORL sowie M. B. SCHMIDT erarbeitet worden. Als Kennzeichen dieser Erkrankungen findet man das vermehrte Auftreten *unverkalkter Knochengrundsubstanz*, was sich in übermäßig breiten osteoiden Säumen zeigt. Darin ist *das histologische Kriterium* für die Knochenerweichung nach der heute gültigen Definition der „Osteomalacie" zu sehen.

In der Klinik sieht man aber auch Patienten, die die genannten *klinischen* Symptome einer Knochenerweichung aufweisen, *ohne* daß als Ätiologie Vitamin D-Mangel in Frage kommt. Liefert man von ihnen Knochenmaterial zur histologischen Untersuchung, so finden sich gelegentlich nicht die genannten beim Vorliegen einer „Osteomalacie" erwarteten morphologischen Veränderungen. Hier besteht also offenbar eine *Diskrepanz zwischen dem klinischen und dem pathologisch-anatomischen Befund*. Die sich in der klinischen Literatur der generalisierten Osteopathien abzeichnende Unsicherheit, vor allem hinsichtlich ihrer Abgrenzung voneinander, dürfte darin zu einem wesentlichen Teil ihre Ursache haben. BARTELHEIMER spricht deshalb von calcipenischen oder, da auch eine Armut an anderen Salzen vorliegt, von „*halipenischen Osteopathien*" als für die Klinik wesentlichem übergeordnetem Begriff. HELLNER lehnt offenbar wegen ähnlicher Erfahrungen eine scharfe Abgrenzung zwischen Osteoporose und Osteomalacie ab und nimmt fließende Übergänge zwischen diesen beiden Hauptformen der generalisierten Osteopathien an. Um aber eine *gezielte Therapie* durchführen zu können, ist es mehr und mehr zur wichtigsten Voraussetzung geworden, eine *klare Diagnose* zu stellen, ob eine Osteoporose, eine Osteomalacie oder eine Mischform beider Erkrankungen vorliegt. Die zweite Voraussetzung ist die Klärung der *im Einzelfall vorliegenden Ursachen* für die festgestellte Form dieser generalisierten Osteopathien.

Da vom klinischen Standpunkt aus die pathologisch-histologische Diagnose einer „Osteomalacie" nach den bisherigen Kriterien allein aus dem Nachweis verbreiterter osteoider Säume unbefriedigend ist, soll hier der Versuch unternommen werden, ausgehend von klinischen Erfahrungen durch spezielle Untersuchungsmethoden, nach den neuesten morphologischen und chemischen Erkenntnissen über das Knochengewebe zu einem tieferen Verständnis der Knochenerweichung zu kommen. Vor allem gilt es, die aufgezeigte Diskrepanz zwischen klinischem und pathologisch-histologischem Befund zu beseitigen.

Für den Kliniker steht die *Symptomatologie der Knochenerweichung* im Vordergrund, mit abnormer Biegsamkeit, verringerter Frakturneigung und erhöhter Möglichkeit zur Verformung. Härte und Druckfestigkeit, und damit ein wesentlicher Bestandteil der statischen Belastungsfähigkeit des Knochens, sind ja abhängig von seinem Kalksalzgehalt, der hier bei erhaltenem Eiweißgrundgerüst verringert ist. Kann man mit den routinemäßigen histologischen Untersuchungsmethoden eine Aussage über den *Grad der Verkalkung* der Knochengrundsubstanz machen, lautet die sich zuerst in dieser Synthese ergebende Frage. Da die Anfertigung histologischer Schnitte die Entkalkung des Knochens voraussetzt, sind Aussagen über den Verkalkungsgrad ehemals verkalkter Knochengrundsubstanzzonen nicht möglich. Man kann lediglich mit den gebräuchlichen histologischen Färbemethoden Zonen verkalkt gewesener Grundsubstanz von Grundsubstanzteilen unterscheiden, in denen eine Verkalkung noch nicht stattgefunden hatte. Auf diese Weise läßt sich also eine Bestätigung des klinischen Befundes durch den pathologisch-histologischen nicht erreichen.

Nach VIRCHOW ist die Bildung verkalkter Knochengrundsubstanz ein Zweiphasenprozeß, bei dem zunächst von den Osteoblasten organische Matrix gebildet wird, die dann in der zweiten Phase Kalk einlagert. Die noch nicht verkalkte Knochengrundsubstanz wurde schon von VIRCHOW als *Osteoid* bezeichnet. Seitdem bestand bis in die letzte Zeit die Streitfrage, ob die färberischen Eigenschaften des Osteoids den Schluß zulassen, daß dieses Gewebe intra vitam niemals verkalkt war. v. RECKLINGHAUSEN war der Ansicht, daß es eine *Halisterese*, einen direkten Kalksalzentzug, gibt. Nach seiner Ansicht kann es sich beim Osteoid auch um eine ehemals verkalkt gewesene, intra vitam entkalkte Knochengrundsubstanz gehandelt haben. POMMER hingegen, vor allem unterstützt von SCHMORL und M. B. SCHMIDT, war der heute allgemein anerkannten Auffassung, daß es eine Halisterese im Sinne v. RECKLINGHAUSENs nicht gibt, da Osteoid immer bei der Neubildung von Knochen gefunden wird, niemals aber bei der Resorption der Knochengrundsubstanz. Welche Zweifel in der pathologischen Histologie über die Natur des Osteoids herrschen, geht aus der Arbeit von P. C. MEYER hervor, der 1956 unter Einbeziehung einer mikroradiographischen Methode grundlegende Untersuchungen über das Osteoid anstellte. Sein Ergebnis deckt sich im wesentlichen mit den Ansichten POMMERs. Darüber hinaus, und das ist für unser Problem wesentlich, wertet P. C. MEYER die in der Pathologie angewendeten Entkalkungs- und Färbemethoden im Hinblick darauf, ob und in welchem Ausmaß sie eine *Differenzierung von Osteoid und ehemals verkalkter Grundsubstanz* ermöglichen. Dabei ergibt sich, daß alle einschlägigen, heute verwendeten Entkalkungsmethoden (Salpetersäure, Citrat, Ameisensäure, Neutralsalzentkalkung) für diese Differenzierung verwendbar sind. Als Färbemethode erwies sich die einfache *Hämatoxylin-Eosin-Färbung* unter anderen als brauchbar, sofern man die ehemals verkalkten Zonen des Knochengewebes bläulich dargestellt, während das Osteoid sich mit Eosin rötlich anfärbt. Man kann auf diese Weise also unverkalkte von verkalkt gewesener Grundsubstanz unterscheiden, ohne aber etwas über das Ausmaß des Kalkgehaltes aussagen zu können. Auch mit der v. Kossaschen Färbemethode, die ja auf dem Nachweis ungelöster Phosphate und Carbonate beruht, kommt man am unvollständig entkalkten histologischen Präparat zu keinem Aufschluß über den *Grad* der Verkalkung intra vitam.

Damit ist bis heute der Grad der Verkalkung in der Knochengrundsubstanz am histologischen Schnittpräparat nicht zu erfassen. Man muß sich demnach *indirekter Methoden* bedienen, um die Knochenerweichung histologisch nachzuweisen. Das Hauptproblem wird dabei sein, welche dieser indirekten Methoden einen dem klinischen Bild adäquaten Befund zu geben vermögen. Davon wird abhängen, ob und in welchem Umfang die Knochenerweichung in allen ihren Formen exakt erfaßt und von andersartigen generalisierten halipenischen Osteopathien abgegrenzt werden kann.

Wenn man nach neuen Wegen sucht, um weitere Einblicke zu gewinnen, die die klinische und morphologische Diskrepanz zu verringern geeignet sind, erscheint es unerläßlich, sich einen Überblick über die bisherigen anatomischen, physiologischen, pathologisch-anatomischen und pathophysiologischen Erkenntnisse zu verschaffen.

I. Aus der speziellen Histologie, Chemie und Physiologie des normalen Knochengewebes

a) Aufbau des Knochengewebes

Das *Knochengewebe* besteht als ein komplexes System (ASCENZI) aus *Knochenzellen, organischer Grundsubstanz, mineralischen Einlagerungen* und einer durch dieses System diffundierenden *Gewebsflüssigkeit*. Die Bildung der Knochengrundsubstanz geschieht durch besonders differenzierte Bindegewebszellen, die *Osteoblasten*. Dabei dürfte für diesen Spezialfall der Bildung einer bindegewebigen Intercellularsubstanz im wesentlichen der *Vorgang der Fibrillogenese* zutreffen, wie er an anderen Bindegewebsformen bereits erschlossen wurde (PORTER and VANAMEE, WASSERMANN, FITTON-JACKSON and SMITH). Der Osteoblast erzeugt demnach Vorstufen für die in der Knochengrundsubstanz vorhandenen Kollagenfibrillen, er bildet aber außerdem *eine Reihe von Polysacchariden und Proteinen*, die die Hauptbestandteile der die Fibrillen umscheidenden und diese zu Fasern zusammenfassenden *Kittsubstanz* sind (ROBINSON, SCHWARZ u. PAHLKE). Diese Vorstufen werden vom Osteoblasten in den intercellulären Raum abgegeben. Erst dort kommt es zur Bildung von Fibrillen, die sich morphologisch (elektronenoptisch) nicht von den Fibrillen des übrigen Bindegewebes unterscheiden (GROSS, HUBER et ROUILLER). Wenn somit die Kollagenkomponente des Knochens mit anderen Kollagenarten übereinstimmt, dann müssen die spezifischen Eigenschaften des Knochengewebes — *vor allem seine Kalkfängereigenschaft* — auf der Besonderheit der Kittsubstanz oder dem Modus der Bindung zwischen Kittsubstanz und Kollagen beruhen. Die *Kittsubstanz* des Knochens weist insofern Besonderheiten auf, als sie einen relativ hohen Prozentsatz verschiedener Kohlenhydrate und Kohlenhydratkomplexe enthält (ROGERS, ROBINSON, SCHÜTTE).

In der unmittelbaren Umgebung des Osteoblasten formiert sich aus den genannten, noch relativ dünnen Fibrillen und einer reichlichen Menge Kittsubstanz das *Osteoid*. Dieses wird heute allgemein als *unreife Vorstufe der Knochengrundsubstanz* aufgefaßt, die noch nicht in der Lage ist, Kalkkristalle einzulagern (P. C. MEYER). Ehe eine Einlagerung von Kristallen möglich wird, muß das Osteoid offenbar einen Reifungsprozeß durchlaufen. Wenn man auch heute über diesen Prozeß nur wenig weiß, so scheint doch an dieser Stelle ein Vergleich der sich entwickelnden Knochengrundsubstanz mit Reifungsprozessen anderer bindegewebiger Intercellularsubstanzen am Platze.

Auch die Intercellularsubstanzen der sehnigen Gewebe, wie Achillessehne, Sclera, Corium der Haut (PAHLKE, SCHWARZ, LINKE), durchlaufen während ihrer Entwicklung Vorstadien — das sog. Präkollagen —, die noch funktionsuntüchtig sind. Diese Stadien können in gewisser Weise mit dem unreifen Osteoid verglichen werden. Die Differenzierung der sehnigen Intercellularsubstanzen zu funktionstüchtigen Kollagen-Fasern betrifft aber im wesentlichen die Fibrillen. Dieser Differenzierungsprozeß kann elektronenmikroskopisch erfaßt werden. Er geht mit einer Dickenzunahme der Fibrillen und einer Änderung des Versilberungsmodus der Fibrillen einher (SCHWARZ). Nach neueren Untersuchungen von GRASSMANN sowie GLEGG, EIDINGER und LEBLOND, die zum Teil mit einer speziellen Versilberungsmethode durchgeführt wurden (DETTMER und SCHWARZ), scheint sich auch der chemische Aufbau der Kollagenfibrillen im Laufe der Differenzierung zu ändern.

Eine derartige Differenzierung ist in der Knochengrundsubstanz ebenfalls zu erwarten, denn die *reife Intercellularsubstanz des Knochens* weist Kollagenfibrillen auf, die auch nach diesen Kriterien mit den Fibrillen einer ausdifferenzierten Sehne zu vergleichen sind. Nach SCHÜTTE „stimmt das Kollagen aus der reifen Knochenmatrix mit dem aus anderen Geweben soweit überein, daß im allgemeinen Identität der verschiedenen Kollagene angenommen wird".

Der *Unterschied* zwischen der Differenzierung einer Sehne und dem Reifungsprozeß der Knochengrundsubstanz kann darin gesehen werden, daß im Gegensatz zum Schwund der Kittsubstanz der Sehne (GROSS, WASSERMANN, PAHLKE, LINKE) in der Knochengrundsubstanz die Kittsubstanzmenge nicht nur erhalten (SCHWARZ u. PAHLKE, ROBINSON), sondern auch weiterhin für die Funktion des Knochens entscheidend bleibt. Wenn man auch heute den eigentlichen Mechanismus der Verkalkung des Knochengewebes nicht kennt, so ist doch sicher, daß die Kohlenhydratkomponenten in diesen Mechanismus eingreifen (GUTMAN).

Da die *Kittsubstanz* entweder allein oder in ihrer Beziehung zum Kollagen für die Verkalkung notwendig ist, wird deren Verhalten, wie wir schon früher erörtert haben (BARTELHEIMER u. SCHMITT-ROHDE), für die Beschaffenheit des Knochens von entscheidender Bedeutung. Der Differenzierungsprozeß der Knochengrundsubstanz vom Osteoid zum ausgereiften Knochen mit Kalkfängereigenschaft ist offenbar in Änderungen derselben zu suchen.

Diese sind naturgemäß elektronenoptisch sehr viel schwieriger zu erfassen als Umwandlungen der Kollagenfibrillen, die im elektronenmikroskopischen Bild eine kennzeichnende Struktur aufweisen. Es wird daher vor allem chemischen Untersuchungen vorbehalten bleiben, Änderungen in der Zusammensetzung der Kittsubstanz des Knochengewebes aufzuklären. Wie von berufener Seite (GRASSMANN, JORPES und YAMASHINA, SCHÜTTE) betont wird, ist es aber außerordentlich schwierig, den Nachweis von Polysacchariden und deren Verbindungen zu den Proteinen zu führen. Gerade auf diesen Punkt werde ich bei der Betrachtung unserer methodischen Möglichkeiten noch zurückkommen.

Es liegt auf der Hand, daß Veränderungen der Intercellularsubstanz mit dem *Zellstoffwechsel der Knochenzellen* wechselseitig in Beziehung stehen.

Der *Knochenanbau* erfolgt durch eine Phalanx von *Osteoblasten*, die sich selbst durch Neubildung von Grundsubstanz einmauern. Sie bleiben dabei aber mit Zellausläufern untereinander in Verbindung. Wenn die Grundsubstanzbildung durch die Osteoblasten soweit fortgeschritten ist, daß sie völlig von dieser umgeben sind, dann wird die weitere Apposition von Grundsubstanz an den schon vorhandenen Knochen durch eine Phalanx von Osteoblasten fortgesetzt. Die so ummauerten ehemaligen Osteoblasten bleiben aber wiederum mit Zellausläufern mit der Oberfläche der Grundsubstanz des Knochengewebes in Kontakt.

Derart eingeschlossene Knochenzellen werden als *Osteocyten* bezeichnet. So gebildeter Knochen imponiert histologisch als Lamelle eines Haversschen Osteons oder als eine vom End- oder Periost gebildete Lamelle.

Die Frage, welche *Funktion* den Osteocyten im Knochengewebe zukommt, ist noch wenig bearbeitet worden. WASSERMANN vermittelt 1956 die Vorstellung, daß die aus dem Gefäßsystem eines Haversschen Kanals austretenden Stoffe durch das von den Zellfortsätzen gebildete Kanalsystem in die Knochengrundsubstanz eindiffundieren und hier zu den An- und Abbauvorgängen im Knochen betragen können. Er nimmt dabei zwischen dem Cytoplasma der Knochenzellen und der Knochengrundsubstanz einen Spaltraum an, der eine derartige Diffusion ermöglichen könnte. Danach würde der Einfluß der Osteocyten auf die Grundsubstanz nur gering sein. Vergleichbare Untersuchungen am Zahngewebe legen andere Beziehungen nahe.

Die angeführte Auffassung von den Diffusionsvorgängen im Knochen verliert an Wahrscheinlichkeit, wenn man elektronenmikroskopische Untersuchungen am Dentin berücksichtigt, in welchem die Diffusionsvorgänge zwischen Gefäßsystem einerseits und Grundsubstanz andererseits prinzipiell mit dem Knochen vergleichbar sind (WASSERMANN), wenn auch strukturelle Unterschiede zwischen beiden Geweben bestehen. Im Dentin erfolgt nämlich die Versorgung der Grundsubstanz durch die Odontoblastenfortsätze, die dem System der Osteocytenkanälchen adäquat sind. Diese Kanälchen werden aber von den cytoplasmatischen Ausläufern der Odontoblasten *vollständig ausgefüllt*, so daß kein Diffusionsspalt zwischen Grundsubstanz und Cytoplasma verbleibt (ROUILLER, HUBER und RUTISHAUSER). Damit entfällt die Möglichkeit einer reinen Stoffdiffusion in die Grundsubstanz hinein unter Umgehung der Zellen. Vielmehr müssen sämtliche Stoffe, die vom Gefäßsystem antransportiert werden, von den Zellausläufern der Odontoblasten bzw. Osteocyten aufgenommen werden, ehe sie die Grundsubstanz erreichen. Der Abtransport von Stoffen aus der Grundsubstanz erfolgt auf dem umgekehrten Wege.

Hieraus muß man schließen, daß wohl auch der *Osteocyt in entscheidendem Maße in das Stoffwechselgeschehen des Knochengewebes einbezogen* ist (HELLER-STEINBERG, COBB). ROBINSON spricht in diesem Zusammenhang von einer Kontrollfunktion der Osteocyten für den Stoffwechsel der Grundsubstanz. Wie DETTMER ausführt, sorgen die Zellen ausdifferenzierten Bindegewebes dauernd dafür, daß der hohe Differenzierungsgrad der Intercellularsubstanz in diesen Geweben erhalten bleibt. Er faßt eine einmal erreichte Differenzierungsstufe bindegewebiger Intercellularsubstanz nicht als etwas Statisches auf, das nach der erfolgten Bildung in sich erhalten bleibt. Vielmehr sieht er die morphologische Erscheinungsform einer Intercellularsubstanz lediglich als Niveau eines *dynamischen Gleichgewichtes* zwischen An- und Abbauvorgängen im molekularen Bereich an, das von den Zellen über längere Zeiträume hinweg aufrechterhalten wird. SCHALLOCK sieht das dynamische Geschehen zwischen Zellen und Intercellularsubstanz so, daß ein Teil der Intercellularsubstanz dauernd von den Zellen aufgenommen wird, in den Zellen eine Regeneration erfährt und in dieser Form wiederum abgegeben wird. SCHALLOCK spricht also den Zellen des Binde- und Stützgewebes, und damit auch den Osteocyten, eine Art „Abschmeckfunktion" zu, bei der noch verwendbare Stoffe aufgearbeitet und in den Kreislauf zwischen Zellen und Intercellularsubstanz erneut einbezogen werden, während andere Stoffe, die für die Aufrechterhaltung dieses Kreislaufes nicht unbedingt nötig sind oder die an anderen Stellen des Organismus dringender gebraucht werden, von den Zellen dem Gefäßsystem zugeführt werden.

Ein solcher örtlicher Stoffwechselablauf über die Osteocyten wird durch die von BIRKNER, FREY und UEBERSCHÄR durchgeführten Untersuchungen in gewisser Weise bestätigt. Die Autoren töteten im Tierversuch durch Röntgenstrahlen selektiv die Osteocyten. Dabei ergab sich eine Alteration der Knochengrundsubstanz, die nicht auf ihre primäre Schädigung bezogen werden kann, sondern ihre Ursache in dem in seinen einzelnen Stadien nachgewiesenen Zelltod der Osteocyten findet. Folge dieser Zerstörung ist eine Beeinträchtigung des dynamischen Gleichgewichtes in der organischen Knochengrundsubstanz, wobei allerdings erst nach längerer Zeit der Knochentod klinisch nachweisbar wird.

Die Funktionstüchtigkeit eines solchen *Kreislaufes zwischen Osteocyten und Grundsubstanz* dürfte eine der wichtigsten Voraussetzungen für die *Kalksalzeinlagerung* sein, deren bisher bekannte Faktoren kurz dargestellt werden sollen.

b) Einwirkung der Vitamine

Hier ist zunächst auf die Bedeutung bestimmter Vitamine hinzuweisen. Das *Vitamin C* ist für die Synthese bindegewebiger Intercellularsubstanzen ganz allgemein unerläßlich (WOLBACH, FOLLIS, JACKSON und PARK, BRADFIELD und KODICEK). Es scheint dabei speziell in die Bildung von Kohlenhydrat-Protein-Komplexen einzugreifen, sowie die Sulfonierung der Kohlenhydrate zu ermöglichen (HÖVELS, REDDI und NORSTRÖM). Da die Polysaccharide für den Fibrillenaufbau benötigt werden (MORRIONE, GROSS, HIGHBERGER und SCHMITT, GRASSMANN), wird auf diese Weise bei Fehlen von Vitamin C auch die Faserbildung gehemmt. Eine Störung der Polysaccharidkomponente muß sich aber gerade im Knochen bemerkbar machen, in welchem ja die Polysaccharide über ihre Rolle bei der Faserbildung hinaus für die Verkalkungsvorgänge notwendig sind.

Der Angriffspunkt des *Vitamin A* am Knochengewebe ist noch ungeklärt, wenngleich es am *wachsenden* Knochen offensichtlich wichtige Steuerungsfunktionen ausübt (HÖVELS, RICHARDS), auf welche weiter unten noch zurückzukommen sein wird.

Auch der Wirkungsmechanismus des für die Genese der Knochenerweichung bedeutungsvollsten *Vitamin D* ist heute noch weitgehend ungeklärt, wenn auch eine Fülle von Arbeiten aus den verschiedensten Fachgebieten über Einflüsse desselben auf das Knochengewebe vorliegt. HÖVELS kommt zu der Ansicht, „daß unsere Kenntnisse über die Wirkung des Vitamin D noch den Charakter von Bausteinen eines Mosaiks haben und noch kein übersichtliches Bild ergeben". Nach seiner Meinung muß man auch mit einem direkten Eingreifen dieses Vitamins in den Knochenstoffwechsel rechnen. Ob dabei Vitamin D die Phosphatasen beeinflußt oder die Bildung der Grundsubstanz kontrolliert oder einen direkten Einfluß auf den Energiestoffwechsel der Zelle nimmt, muß noch dahingestellt bleiben. Gesichert ist die Wirkung von Vitamin D auf die Resorption von Calcium durch den Darm und damit sein Einfluß auf den Ca-PO$_4$-Haushalt über den Darm. Jedenfalls steht fest, daß bei Vitamin D-Mangel die klassische Form der Knochenerweichung auftritt, beim Kinde die Rachitis und beim Erwachsenen die Osteomalacie.

Von den angeführten Vitaminen kann man heute zusammenfassend sagen, daß das Vitamin C sicher und die Vitamine A und D höchstwahrscheinlich am Stoffwechsel der Zellen bzw. der organischen Matrix des Knochens angreifen. Damit sind sie für die Bildung und Ausreifung der organischen Grundsubstanz des Knochens und somit auch für die Verkalkung als solche nötig.

Für die normale Verkalkung des Osteoids sind aber noch *weitere Faktoren* erforderlich. Es besteht kein Zweifel darüber, daß die Kohlenhydratkomponente der Kittsubstanz des Knochens in ihrer Form und Zusammensetzung am Verkalkungsprozeß aktiv teilnimmt. So kann nach ROBINSON sowie HOWARD eine

Veränderung des metachromatischen Verhaltens der Knochengrundsubstanz immer dann nachgewiesen werden, wenn ein Verkalkungsprozeß bevorsteht. BOYD und NEUMAN fanden, daß Polysaccharide vom Typ der Chondroitinschwefelsäure eine *Kationen-Austauscherfunktion* besitzen, die nach SCHÜTTE noch dadurch verstärkt werden kann, daß diese Polysaccharide in der Grundsubstanz besonders vernetzt sind. Durch diese Austauscherfunktion sind die sauren Polysaccharide in der Lage, örtlich Calcium anzureichern, wobei ihre Sulfogruppen aktiv mitwirken.

Die *Anreicherung von Calcium* allein genügt aber nicht, um Kalksalze an Ort und Stelle ausfallen zu lassen. Sonst müßte, worauf SCHÜTTE besonders hinweist, der Knorpel eher verkalken als der Knochen, denn im Knorpel ist die Konzentration der Chondroitinschwefelsäure größer als im Knochen. Dabei ist zu beobachten, daß eine Anreicherung von Calciumionen nach dem Donnan-Gleichgewicht mit einer Verminderung der Anionenkonzentration einhergeht, damit auch der Phosphationen. Das Ionenprodukt (Ca^{++} · HPO$_4^{---}$) im Blutplasma wird als eine Voraussetzung für die Ausfällung von Kalksalzen angesehen (LEUTHARDT). Da dieses überall im Organismus das gleiche ist, ohne in anderen Geweben zur Kalksalzausfällung zu führen, müssen in der Grundsubstanz des Knochens Faktoren wirksam werden, die zu einer örtlichen Erhöhung der Phosphationenkonzentration trotz gleichzeitiger Anreicherung mit Calciumionen führen. Wichtiger Faktor scheint in diesem Zusammenhang die *alkalische Phosphatase* (ROBISON) zu sein. MAJNO und ROUILLER haben sich mit dem histochemischen Nachweis dieses Fermentes in Knorpel und Knochen befaßt und gefunden, daß die Phosphatase-Aktivität in Osteoblasten und jungen Osteocyten am größten ist, sich in Osteoclasten noch nachweisen läßt und in normalen Knorpelzellen, Fibroblasten und alten Osteocyten nicht findet. Die Wirkung der alkalischen Phosphatase ist noch Gegenstand der Untersuchung, zumal sie neben der örtlichen Erhöhung des Phosphationenmilieus wohl auch in die Bildung der organischen Matrix des Knochens eingreift (ROBINSON). Neben der alkalischen Phosphatase haben sicher bestimmte Funktionskreise des Zellstoffwechsels, wie die *Glykolyse* (COBB, GUTMAN und T'SAI FAN YU) und der *Citronensäurecyclus* (DICKENS, BEAULIEU und DALLEMAGNE, SCHÜTTE) eine Bedeutung für die örtlichen Vorgänge bei der Verkalkung, die aber im einzelnen noch nicht geklärt ist.

c) Bildung der Kristalleinheiten

Wenn die örtlichen Voraussetzungen für die Ausfällung von Kalksalzen gegeben sind, dann bilden sich die ersten *Kristallisationspunkte* nach ROBINSON und WATSON an der Oberfläche der kollagenen Fibrillen, und zwar orientiert nach ihren D-Teilen.

Diese Kristallisationspunkte sind zunächst auch elektronenmikroskopisch kaum nachweisbar. Sie wachsen im weiteren Verlauf der Verkalkung, wobei ihre Längsachse zu der Längsachse der Fibrillen parallel gerichtet ist. Weswegen die ersten Kristallisationspunkte gerade an bestimmten Stellen der Fibrillenoberfläche zu finden sind, ist noch unklar. Man kann vielleicht vermuten, daß durch eine besondere Vernetzung der Kittsubstanzstruktur an der Oberfläche der Kollagenfibrillen besonders günstige Voraussetzungen zur Kalksalzausfüllung gegeben sind (SCHÜTTE). Die Beziehung der ersten Kristalle gerade zu den D-Teilen der Fibrillen ist vielleicht dadurch gegeben, daß die D-Teile entweder selbst Polysaccharide enthalten (PAHLKE) oder mindestens eine besondere Affinität zu den Polysacchariden der Kittsubstanz aufweisen, wie aus dem Ausfall von Versilberungsmethoden an Kollagenfibrillen zu entnehmen ist (DETTMER, NECKEL und RUSKA, GRASSMANN). Auch könnte man hier an das Auftreten eines besonders gearteten Trikomplexes aus Kollagen, Polysaccharid und Mikro-Kationen denken (LOEVEN), der eine besonders hohe örtliche Calciumanreicherung an Ort und Stelle bedingen könnte. NEUMAN und NEUMAN vermitteln auf Grund einer Reihe von Befunden (ROBINSON und WATSON, WATSON und AVERY, WATSON und ROBINSON, STRATES, NEUMAN und LEVINSKAS, DISTEFANO, NEUMAN und ROUSER) ähnliche Vorstellungen.

Das *Wachstum der Kristalle* wird durch die Leitstruktur der Kollagenfibrillen gerichtet, so daß eine funktionelle Einheit zwischen Kittsubstanz, Kollagenfibrillen und Kalksalzkristallen entsteht. Dabei ist es nun so, daß das weitere Wachstum der Kristalle nicht in die Kollagenfibrillen vordringt, sondern nur auf die Kittsubstanzbezirke beschränkt bleibt (KELLENBERGER und ROUILLER, ROBINSON, SCHWARZ und PAHLKE). Durch den hohen Polysaccharidgehalt besitzt die Kittsubstanz ein hohes *Wasserbindungsvermögen,* das durch eine damit gegebene gewisse Gleitfähigkeit der Kristallkomplexeinheiten aneinander vorbei die *Elastizität des Knochens* wesentlich beeinflußt. Aus diesem Grunde nimmt diese auch im alten Knochen ab, denn im alten Gewebe sinkt der Polysaccharidgehalt und damit das Wasserbindungsvermögen der Kittsubstanz.

d) Cellulärer Abbau des Knochens

Die Betrachtung der Anatomie und Physiologie des Knochens wäre nicht vollständig, wenn außer dem Aufbau nicht auch der *celluläre Abbau* einbeschlossen würde. Dieser ist schon deshalb nicht zu vernachlässigen, weil der normale Knochen sich in einem Gleichgewicht von stetem An- und Abbau befindet, das der statischen Funktion dieses Gewebes angepaßt ist.

Der celluläre Abbau wird in erster Linie von besonders differenzierten Bindegewebszellen, den *Osteoclasten* bewerkstelligt, die, wie die Osteocyten, aus dem Endost und Periost als Funktionsformen hervorgehen (M. B. SCHMIDT). Dabei ist die celluläre Resorption nicht ausschließlich an die großen und vielkernigen Osteoclasten gebunden, sondern sie kann auch von kleinen einkernigen Zellen oder nach POMMER von den membranartigen Zellverbänden der Blut- und Lymphgefäße ausgehen. Es entstehen dann seichte Lacunen oder ein linearer Schwund, wie er für porotischen Knochen typisch zu sein scheint. Die Aktivität der Osteoclasten findet ihren Ausdruck in einem lacunären Abbau der Knochengrundsubstanz von der Oberfläche her. Über den Mechanismus dieses Abbaues ist Näheres nicht bekannt. Man weiß nur, daß diese Zellen ebenfalls alkalische Phosphatase enthalten, die man mit ihrer Abbaufunktion in Beziehung bringt (MAJNO und ROUILLER). Bei der Koordination der Osteoblasten- und Osteoclastentätigkeit, die sich unter normalen Bedingungen die Waage halten, kommt nach HÖVELS dem Vitamin A eine besondere Bedeutung zu. Es ist für die Aktionsfähigkeit der Osteoclasten notwendig. Man weiß darüber bisher, daß bei einem Vitamin A-Mangel statt der Osteoclasten Osteoblasten vermehrt auftreten und dadurch ein gesteigerter Knochenanbau eintritt, was allerdings nur am wachsenden Knochen gefunden wurde.

Der Knochen erhält seine *statische Funktion* dadurch, daß die *Kalksalzkristall-Einheiten* den Druckkräften mechanisch Widerstand leisten, während die *Kittsubstanz* als ein Puffer zwischen den Kristallen aufzufassen ist, der gewisse plastische Veränderungen erlaubt. Die *Kollagenfibrillen* kann man hierbei als „*Spannungsglieder*" auffassen, die die Bewegung von Kristall zu Kristall begrenzen und dem Knochen seine Zugfestigkeit geben.

e) Ionenaustausch Kristalle-Kittsubstanz-Gewebsflüssigkeit

Wie greift nun das Knochengewebe in den Calcium-Phosphat-Haushalt des Gesamtorganismus ein ? Von den Kalksalzkristallen, den *Hydroxylapatiten* (BRANDENBERGER und SCHINZ), ist bekannt, daß sie eine *sehr aktive Oberfläche* besitzen, an die Calcium, Magnesium, Natrium, Kalium, Bicarbonat, Phosphat und Citrat adsorbiert werden können. Nach HENDRIKS und HILL sind mindestens 12% solcher an der Oberfläche der Kristalle befindlichen Ionen austauschbar. NEUMAN errechnete für 1 g derartiger Kristalle eine Oberfläche von etwa 100 m². Hinzu kommt das *Mineralbindungsvermögen der Kittsubstanz*, auf deren Austauscherfunktion schon hingewiesen wurde. Diese drei Komponenten, große Gesamtoberfläche der Kristalle, die hohe Quote der aus der Oberfläche der Kristall-Einheiten austauschbaren Ionen und die Austauscherfunktion der Kittsubstanz, schaffen ein großes, *leicht mobilisierbares Depot an Mineralien* der verschiedensten Art.

Dieses Ionendepot soll sich mit den Ionen der Gewebssäfte und des Blutes in einem Gleichgewicht befinden, das einem Calciumspiegel von etwa 7 mg-% im Blutserum entspricht (MCLEAN). Der Ionenaustausch reicht aber nicht aus, um den erforderlichen Blutcalciumspiegel aufrechtzuerhalten. Hier greift das, besser als „parathyroidextract" bezeichnete, *Parathormon* ein. Dieses Hormon vermag nach WOOD und ARMSTRONG aus den Hydroxylapatit-Kristallen Calcium und

Phosphat zu mobilisieren, und zwar auch aus den *festen Anteilen* dieser Kristalle und nicht nur aus den genannten, *locker an der Oberfläche* der Kristalle gebundenen 12%. Die Mobilisierung der festen Kristallbestandteile geht nach McLean aber immer auch mit einer *Alteration der organischen Matrix* einher. Diese Vorstellungen finden eine Bestätigung in Befunden von Laskin und Engel, die nach Parathyreoidextrakt-Gaben einen Glykogenschwund in den Osteoblasten und Osteocyten sowie eine „Disaggregation" der Glykoproteide in der Grundsubstanz feststellten. Die Calcium-Ionen-Konzentration im Blut steuert ihrerseits die Abgabe von Parathormon aus den Epithelkörperchen, ein Mechanismus, der die Selbsteinsteuerung eines Blutcalciumspiegels von 10 mg-% unter normalen Bedingungen garantiert und den McLean in Anlehnung an industrielle Selbststeuerungsmechanismen als *"Feedback"-Mechanismus* bezeichnet. Das Parathormon hat einen *zweiten Angriffspunkt* am Tubulusapparat der Nieren, wo es nach Harrison und Harrison die Rückresorption des Phosphates hemmen soll, was nach neueren Ansichten nicht zutrifft (Neuman und Neuman). Vielmehr kommt es wohl durch den direkten, auch PO_4 mobilisierenden Effekt des Parathormon am Knochengewebe indirekt zur verstärkten Phosphaturie. Die so unter der Parathormonwirkung auftretende vermehrte Ausscheidung von Phosphat mit dem Urin wird von McLean als eine physiologische Notwendigkeit bezeichnet, denn ohne diesen Ausgleich würde es zu einem Ansteigen des Phosphat-Ionenspiegels im Blute kommen müssen. Es wird ja durch Parathormon nicht selektiv Calcium aus dem Knochen mobilisiert, sondern immer auch eine entsprechende Menge Phosphat. Ob die Schwankungen des Phosphatspiegels ebenfalls als direkter Reiz auf die Parathormonproduktion wirken, wird erwogen (Eger, McLean). Auch der *Einfluß der Acidose* auf das Knochengewebe ist noch ungeklärt, jedenfalls hinsichtlich eines direkten Angriffspunktes (Howard). Indirekt führt sie über eine vermehrte Calciumausscheidung letztlich zur Parathormon-Überproduktion.

f) Einwirkung von Hormonen

Außer dem Parathormon haben eine *Reihe anderer Hormone* mehr oder weniger *direkten* Einfluß auf das System Knochengewebe — Calciumphosphathaushalt. In diesem Zusammenhang interessieren besonders das Thyroxin, das Cortison und ACTH sowie die Sexualhormone. Vom Standpunkt der Klinik der Osteoporose haben wir schon kürzlich hierüber berichtet (Bartelheimer und Schmitt-Rohde).

Das *Thyroxin* greift offenbar in die An- und Abbauvorgänge des Knochens ein, denn Askanazy und Rutishauser, Snapper sowie Follis u. v. a. sahen bei der Überproduktion dieses Hormons einen vermehrten osteoclastischen Abbau des Knochens. Bei der komplexen in seinen Einzelheiten noch nicht erschlossenen Wirkung des Thyroxins auf den gesamten Organismus ist sein Angriffspunkt am Knochen noch ungeklärt. Es muß aber darauf hingewiesen werden, daß Aub, Bauer, Heath und Ropes bei Überfunktion der Schilddrüse eine *markante Steigerung der Ausscheidung von Calcium und Phosphat* gefunden haben. Follis nimmt an, daß diese erhöhte Ausscheidung primär auf einer Herabsetzung der Nierenschwelle für diese beiden Mineralien durch das Thyroxin beruht und daß dieser Mechanismus den osteoclastischen Kalkentzug aus dem Knochen bewirkt.

Wenn tatsächlich eine solche Herabsetzung der Nierenschwelle eintritt, so würde das eine Störung des Blutcalciumspiegels bedeuten, die aber sofort durch das Einsetzen des oben beschriebenen "Feedback"-Mechanismus aufgefangen werden kann. Die Veränderungen am Knochen könnten dann auch als eine *Parathormonwirkung* gedeutet werden. Hierfür sprechen nämlich die histologischen Befunde am Knochen, die bei einer Überfunktion der Schilddrüse oft Bilder ergeben, die denen des Hyperparathyreoidismus weitgehend gleichen. Vor allem Follis sah hierbei der Ostitis fibrosa ähnliche histologische Veränderungen am Knochen.

Auch *Cortison* und *ACTH* lösen derartig komplexe Wirkungen im ganzen Organismus aus, daß ihre Beziehung zum Knochen schwer überschaubar wird. Als gesicherte Wirkung des Cortisons können wir in Rechnung stellen, daß es auf die *Aktivität von Bindegewebszellen bremsend* wirkt (BALDRIGDE, KLIGMAN, LIPNIK und PITTSBORG, IVERSEN), das Wachstum hemmt (GAUNT, HOWELL, ANTONCHAK und GLITZER), die Zellteilungsquote herabsetzt und in die *Grundsubstanzbildung* eingreift (ASBOE-HANSEN, IVERSEN, DE LUSTIG und MANCINI, CASTOR und BAKER). Hier ist es vor allem die Polysaccharidbildung und die Sulfonierung dieser Polysaccharide, die durch Cortison gehemmt wird (LAYTON, BOSTRÖM, ASBOE-HANSEN). In dieser Hinsicht ist Cortison als Antagonist des Thyroxins aufzufassen, welches die Grundsubstanzbildung anregt (LAYTON). *Da die Sulfogruppe der Polysaccharide für die Austauscherfunktion der Kittsubstanz des Knochens eine bedeutende, wenn nicht entscheidende Rolle spielt, nimmt das Cortison auf diese Weise Einfluß auf das mobilisierbare Ionendepot des Knochens.*

So ist vielleicht auch der Befund von ALBRIGHT und REIFENSTEIN zu erklären, daß nach Cortisongaben eine *Hypercalciurie* auftritt. Denn das Festhalten ionisierten Calciums in der Kittsubstanz ist erschwert, wenn die Grundsubstanz sowohl an Polysacchariden als auch an aktiven Sulfogruppen verarmt. Damit kommt es zu einem Abfluß des ionisierten Calciums in das Blut und als Folge davon zu einer Hypercalciurie, ohne daß zunächst der "Feedback"-Mechanismus in Kraft gesetzt zu werden braucht. Ein derartiger Vorgang wäre eine *Erklärung* für die Hypercalciurie nach Cortison, die allerdings insoweit hypothetisch ist, als sie von der lokalen Wirkung des Cortisons am Knochen abgeleitet wird.

Gegenüber der von ALBRIGHT und REIFENSTEIN als „*antianabol*" bezeichneten Wirkung des Cortisons (S-hormone) auf den Knochen haben die *Sexualhormone* sowie die *androgenen Nebennierenrindenhormone* eine ausgesprochen „*anabole*" Wirkungsweise.

Diese wurde vor allem experimentell an den sekundären Geschlechtsmerkmalen von Affen und Hähnen erschlossen. Wie IVERSEN anführt, wird durch *Testosteron* im Hahnenkamm die Zahl der Fibroblasten vergrößert. Außerdem nimmt die Basophilie ihres Cytoplasmas zu. Dieser Befund spricht für eine *gesteigerte Proteinsynthese* der Zellen. Denn die Basophilie ist im wesentlichen vom Gehalt des Cytoplasmas an Ribonucleinsäure abhängig, die zur Proteinsynthese der Zellen benötigt wird (PORTER, RUSKA). Es kommt außerdem unter der Wirkung des Testosterons am Hahnenkamm zu einer Zunahme metachromatisch färbbarer Substanzen (CHAMPY und KRITCH, SZIRMAY), die BOAS sowie BOAS und LUDWIG als *Hyaluronsäure* identifizieren konnten. Ähnliche Wirkungen, wie das Testosteron am Hahnenkamm, verursachen *Oestrogene* an der Geschlechtshaut von Affen. Auch hier wurde unter der Wirkung des Oestrogens vermehrt Hyaluronsäure gefunden (CHAIN und DUTHIE). Es erhebt sich nun die Frage, inwieweit diese Befunde an Tieren auf den Gesamtorganismus und speziell auf das Knochensystem des Menschen bezogen werden dürfen. Die angeführte Wirkung der Geschlechtshormone ist geschlechtsgebunden. Daher kommt es, daß das Oestrogen am Hahnenkamm eine dem Testosteron entgegengesetzte Wirkung entfaltet.

Die Wirkung der Geschlechtshormone scheint aber mit eingeschränkter Geschlechtsgebundenheit die Proteinsynthese im Knochen des Menschen zu fördern und eine Vermehrung der Polysaccharide hervorzurufen, so wie es in der oben geschilderten Weise an den sekundären Geschlechtsmerkmalen von Affen und Hähnen der Fall ist. Auf diese Weise kommt es zum anabolen Effekt der Geschlechtshormone auch am Knochen (ALBRIGHT und REIFENSTEIN).

So ist auch der Befund von HENNEMAN, IRWIN u. Mitarb. zu erklären, die den antianabolen Effekt des Cortisons am Knochen durch Gaben von Geschlechtshormonen beim Menschen insoweit aufheben konnten, als die durch Cortison hervorgerufene Hypercalciurie durch Sexualhormongabe beseitigt werden konnte. Die Erfahrungen der Klinik in der Behandlung insbesondere der Osteoblasten-Osteoporose (Lit. bei BARTELHEIMER und SCHMITT-ROHDE S. 528), wie sie nach Sistieren der Sexualhormonproduktion postmenopausisch und nach Kastration auch beim Manne vorliegen, deuten in die gleiche Richtung. Man kann bei solchen Fällen durch frühzeitig einsetzende Sexualhormonbehandlung die *Stickstoffausscheidung markant vermindern* (ALBRIGHT und REIFENSTEIN), was für einen Anbau von Eiweiß im Organismus spricht, und eine *Calcium- und Phosphatretention* im Organismus erreichen. Die Verminderung der Stickstoffausscheidung wird dabei vor allem durch die androgenen Hormone speziell der Nebennierenrinde bewirkt, die daher auch als „N-Hormone" bezeichnet werden.

Die Calcium- und Phosphatretention sprechen primär für eine Erweiterung des im Knochen befindlichen mobilisierbaren Mineraldepots. Diese Erweiterung kann nur durch eine Mehrproduktion und Polymerisation des Polysaccharidanteils der Knochengrundsubstanz erklärt werden.

g) Beziehungen von Magen-Darm-Trakt und Leber zum Knochengewebe

Die angeführten Wirkungen einer Reihe von Vitaminen und Hormonen auf den Knochen zeigen die *komplexe Verflechtung dieses Gewebes mit dem Gesamtorganismus*. Diese Betrachtungen können aber nicht abgeschlossen werden, ohne auf die Zusammenhänge des Knochens mit dem *Magen-Darm-Trakt* und mit der *Leber* hingewiesen zu haben. Eine normale Funktion des Magen-Darm-Traktes ist für die Resorption sowohl der organischen als auch der anorganischen Bausteine des Skeletes erforderlich. Von der Leber wissen wir, daß sie als ein „echtes protein pool" (KÜHNAU) zu betrachten und damit in der Lage ist, an andere Organe und wohl auch an das Skelet im Bedarfsfalle Eiweißbausteine abzugeben. Außerdem ist die Resorptionsförderung von Vitamin A und D durch die Gallensaftproduktion der Leber anzuführen. *Schon dieser kurze Abriß zeigt, daß eine generalisierte Störung am Skeletsystem nicht als isolierte Krankheit, sondern immer als Symptom komplexer Störungen im Gesamtorganismus aufzufassen ist.* Einzelheiten dieser Störungen, soweit sie für die Knochenerweichung von Bedeutung sind, werden wir im Folgenden zu betrachten haben.

II. Betrachtungen über Wesen und Ursachen der Knochenerweichung
a) Begriffsbestimmung und Abgrenzung gegenüber der Osteoporose

Das *klinische Bild* der generalisierten halipenischen Osteopathien (BARTELHEIMER) wird durch die *statische Insuffizienz* des Skeletsystems bestimmt. Bei dieser muß man *grundsätzlich zwei Formen* unterscheiden.

Die eine ist durch einen makroskopisch und mikroskopisch sichtbaren Schwund der Knochenstruktur gekennzeichnet. Dabei können die feinsten Knochenbälkchen, die sog. Strukturen 2. Ordnung (BRANDENBERGER), völlig verschwunden und die größeren Bälkchen verdünnt sein. Man spricht dann von einer Rarefizierung. Dabei ist der Kalkgehalt der einzelnen Bälkchen normal oder sogar relativ vermehrt. Diese Form der statischen Insuffizienz des Knochens ist durch eine *erhöhte Brüchigkeit* des Knochens gekennzeichnet, obwohl die Härte normal oder sogar größer als normal sein kann, wie RÖSSLE gezeigt hat. Hierbei sehen wir die Brüchigkeit des Knochens besonders dort, wo die trajektoriellen Systeme der statischen Beanspruchung die betreffenden Skeletanteile nicht mehr gewachsen sind. Es treten z. B. Schenkelhalsbrüche oder Wirbelkörpereinbrüche an den Deckplatten oder den Kanten auf. Ein Hinweis darauf, daß es sich tatsächlich um eine Insuffizienz der Trajektorien im Knochenbau handelt, ist in der Entwicklung der sog. „hypertrophischen Atrophie" (M. B. SCHMIDT) gegeben. Hierbei werden die Leitstrukturen des Trajektoriensystems durch den Reiz der mechanischen Überbeanspruchung verstärkt (ROUX, GEBHARDT) und damit ein gewisser Ausgleich für die geschwundenen Strukturen zu schaffen versucht. Ob außerdem bei dieser Art der statischen Insuffizienz noch eine, trotz des normalen oder erhöhten Kalksalzgehaltes vorhandene Minderwertigkeit der einzelnen Knochenbälkchen vorliegt, muß noch dahingestellt bleiben. Sie ist aber zu vermuten, wenn man in Betracht zieht, daß sich der Polysaccharidgehalt und damit die Gleitfähigkeit der Kristallstrukturen aneinander im alten Knochen vermindert (ROBINSON). Diese Erscheinungsform der statischen Insuffizienz des Skeletes wird unter dem Begriff der „*Osteoporose*" zusammengefaßt (BARTELHEIMER und SCHMITT-ROHDE).

Die *zweite Form* der statischen Insuffizienz des Knochens ist durch eine *Verminderung der Härte* gekennzeichnet. Der Widerstand gegenüber Druckkräften ist herabgesetzt, der Knochen wird weich und gewinnt eine *größere Plastizität*. Dabei brauchen die morphologischen Strukturen der organischen Grundsubstanz nicht vermindert zu sein, sie können sogar an Volumen eine Zunahme aufweisen (POMMER). Das klinische Bild dieser Form der statischen Insuffizienz ist gekennzeichnet durch *Verbiegungen* besonders beanspruchter Skeletanteile, durch das Auftreten von Fischwirbeln, Kartenherzbecken, Rippenfedern und Glockenthorax sowie durch *Knochenschmerz*, den WERNLY als spezifisches Kennzeichen des Osteomalacie hervorhebt. Es entwickelt sich gerade bei dieser Form der typische klinische Habitus der halipenischen Osteopathien, wie ihn vor allem BARTELHEIMER sowie JESSERER beschrieben haben.

Solche Patienten werden durch das Zusammensacken der Wirbelsäule mit Ausbildung einer Kyphose der unteren Brustwirbelsäule kleiner, der Brustkorb reicht bis in das Becken hinein, der Leib wölbt sich in typischer Weise unter Ausprägung einer queren Bauchfalte und schräger Lendenfalten vor, die Extremitäten gewinnen eine scheinbare Überlänge, wie Abb. 4 auf S. 410 demonstriert. Der Gang dieser Patienten ist trippelartig vorsichtig, sie vermeiden ängstlich jede Erschütterung wegen des dann eintretenden stärkeren Knochenschmerzes. Schon aus diesen Symptomen stellt der Kliniker die Diagnose einer solchen halipenischen Osteopathie.

Im Gegensatz zur Osteoporose liegt das *Wesen der Osteomalacie* darin, daß die festen anorganischen Bestandteile, nämlich die Hydroxylapatitkristalle, an Zahl und Größe vermindert sein müssen, bei in normaler oder gar überschießender Menge vorhandener organischer Matrix. Die Kristalle sind ja die Träger des mechanischen Widerstandes gegen Druckkräfte, wobei die Relation zwischen Menge und Größe der Kristalle einerseits und organischer Grundsubstanz andererseits ausschlaggebend ist. Die bloße Feststellung eines verminderten Kalkgehaltes im Gesamtknochen besagt noch nichts über diese *Relation des Kalkgehaltes zur organischen Grundsubstanz*. Bei der Osteoporose ist ja der Kalkgehalt insgesamt auch herabgesetzt, aber nicht im Hinblick auf diese Relation. Erst wenn sich im Verhältnis zwischen Kalkkristallgehalt und organischer Matrix ein Defizit der anorganischen Komponente ergibt, ist die Voraussetzung für die Knochenerweichung gegeben. Das klinische Bild einer Knochenerweichung kann wohl aber erst dann auftreten, wenn diese Voraussetzung in allen Strukturen des Knochengewebes, *auch innerhalb der verkalkten Knochenbälkchen*, gegeben ist. Es wäre denkbar, daß durch einen überschießenden Anbau von Osteoid an normal verkalkte Grundsubstanz das Verhältnis der Kalkkristalle zur organischen Grundsubstanz zwar zuungunsten ersterer insgesamt gesehen verschoben wird, daß aber die vorhandenen, normal verkalkten Bälkchen die statische Leistungsfähigkeit des Knochens dennoch garantieren.

Die Härte des Knochens wird lediglich durch den festen Kern der Hydroxylapatitkristalle bedingt, nicht durch das oben beschriebene, leicht mobilisierbare Mineraldepot, in welchem Calcium und Phosphat in ionaler, atomarer oder molekulärer Form vorliegen und zum Austausch zwischen dem Säftestrom einerseits und der Kristalloberfläche andererseits in der Kittsubstanz zur Verfügung stehen. *Bei der Knochenerweichung ist also die Mikrostruktur des Knochengewebes halipenisch*, während bei der Osteoporose die Mikrostrukturen einen normalen und sogar erhöhten Kalkkristallgehalt aufweisen und sich die Halipenie nur auf den Gesamtknochen bei gleichzeitiger und in relativ gleichem Maße eingetretener Verminderung der organischen Grundsubstanz bezieht. *Damit ist eine eindeutige Abgrenzung der Osteomalacie von der Osteoporose gegeben.* Diese Abgrenzung schließt nicht aus, daß eine Kombination beider Formen der statischen Insuffizienz des Knochens und damit eine *Mischform von Osteoporose und Osteomalacie* auftreten kann. Die Forderung der Klinik bleibt aber gerade in diesen Fällen bestehen, beide Erscheinungsformen der halipenischen Osteopathien klar zu erfassen und in ihrer Bedeutung voneinander abzugrenzen, um nach den Ursachen der jeweils vorliegenden Systemerkrankung des Skelets forschen zu können.

b) Betrachtung der zur Knochenerweichung führenden Ursachen

Bei der *Betrachtung der Ursachen*, die zu einer Knochenerweichung führen können, müssen alle Faktoren berücksichtigt werden, die direkt oder indirekt Form und Größe der Kalksalzkristalle sowie ihr Verhältnis zur organischen Grundsubstanz im Sinne einer Kalkverarmung zu beeinflussen vermögen. Nach der Darstellung der komplexen Verhältnisse im normalen Knochen wird schon klar, daß auch die Ursache der Knochenerweichung *nicht auf einen einzigen Faktor* zurückgeführt werden kann, wie es zuweilen noch geschieht, wenn man die Osteomalacie nur mit dem Vitamin D-Mangel in Zusammenhang bringt.

Natürlich nimmt das *Vitamin D* eine hervorragende Stellung in der Pathogenese der Osteomalacie ein. Sein Mangel führt zu einer Reifungshemmung der organischen Matrix, ohne daß der Anbau von Osteoid gestört ist. Dieser Anbau wird im Gegenteil durch den mechanischen Reiz der statischen Insuffizienz — vielleicht auch durch direkte Wirkung des Vitamin D-Mangels auf den Zellstoffwechsel — und somit durch Stimulierung der Osteoblasten unter Vitamin D-Mangel noch erhöht, wie das klassische histologische Bild der „Osteomalacie" zeigt. Die Wirkung des Vitamin D-Mangels auf den Darm hinsichtlich der Calciumresorption dürfte somit nur ein Teil des pathophysiologischen Geschehens sein. Natürlich bestehen hier Wechselwirkungen zwischen der Calciumphosphatresorption im Darm und dem örtlichen Geschehen im Knochen unter Vitamin D-Mangel, bei denen die Bewertung des einen oder anderen Faktors von Fall zu Fall graduell verschieden ist. Diese Verschiedenheit ist im wesentlichen dadurch bedingt, daß zwischen Kalksalzresorption im Darm und Kalksalzeinlagerung im Knochen *der Calcium- und der Phosphatspiegel im Blut* eingeschaltet sind, die ihrerseits hormonale Regulationsmechanismen auslösen und damit die direkten Beziehungen zwischen Darm und Knochen komplizieren. Aus diesem Grunde ist die Bewertung des Einflusses eines *reinen* Vitamin D-Mangels lediglich aus der Calcium- und Phosphatbilanz abzulehnen (s. hierzu Abb. 3 auf S. 404).

Auch die Erhöhung der *alkalischen Phosphatase*, die als klinisches Charakteristikum der Osteomalacie gewertet wird, bedarf in diesem Zusammenhang einer kritischen Betrachtung.

Zunächst ist festzuhalten, daß nicht nur die Osteoblasten, sondern auch die Osteoclasten alkalische Phosphatase produzieren (MAJNO und ROUILLER). Wenn man dennoch die Erhöhung der alkalischen Phosphatase im Blut nur den Osteoblasten zuschreibt und sie mit einem erhöhten Anbau von Osteoid in Zusammenhang bringt, dann bedeutet das nicht unbedingt, daß die verkalkten Strukturen des Knochens halipenisch sind. Noch viel weniger besagt es, daß ein reiner Vitamin D-Mangel vorliegen muß. Ein vermehrter durch Erhöhung der alkalischen Phosphatase zu vermutender Anbau von Osteoid kann ebensogut kompensatorische oder regenerative Ursachen haben. Aus diesen Gründen ist die Erhöhung der alkalischen Phosphatase wohl nur sehr bedingt als klinisches Diagnostikum zu verwerten, z. B. zum Ausschluß einer kompensatorischen oder regenerativen Phase im Knochenumbau oder zur Verlaufsbeobachtung einer halipenischen Osteopathie unter der Therapie.

Es gibt nun aber in der Klinik relativ häufig Osteomalacieformen, die nicht direkt durch einen Vitamin D-Mangel erklärt werden können, was sich am deutlichsten in den Vitamin D-resistenten Formen der Osteomalacie und Rachitis zeigt. Hier müssen weitere Faktoren bedeutungsvoll sein, deren Erfassung und Wertung nicht nur für den Begriff der Knochenerweichung, sondern vor allem auch für die *Mischformen von Osteoporose und Osteomalacie* unerläßlich erscheinen. Diese Faktoren ergeben sich zwangsläufig aus der anfangs dargestellten Physiologie und physiologischen Chemie des Knochens und seinen Beziehungen zum Gesamtorganismus.

Einen dieser Faktoren muß man im *Vitamin C* sehen. Wenn auch ausgeprägte Vitamin C-Mangelzustände, speziell in ihrer Auswirkung auf den Knochen, in der

Klinik heute kaum mehr zur Beobachtung gelangen, so ist doch dieser Faktor bei der Beurteilung unklarer halipenischer Osteopathien in Erwägung zu ziehen. Denn es ist bekannt, daß Vitamin C für die Bildung und Zusammensetzung der organischen Intercellularsubstanz auch des Knochens erforderlich ist.

Dabei muß man annehmen, daß Vitamin C in den Kreislauf zwischen Osteocyten und Grundsubstanz, speziell in die erwähnte ,,Abschmeckfunktion" (SCHALLOCK), eingreift. Zur Aufgabe der Osteocyten gehört nicht nur die Wiederaufnahme molekularer Bestandteile aus der organischen Grundsubstanz, sondern auch deren dauernde Regeneration. Damit müssen

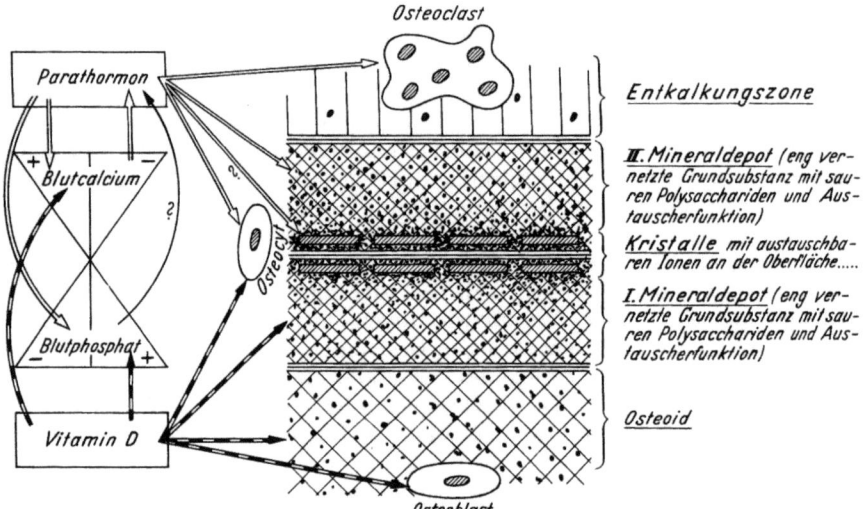

Abb. 1. *Parathormon.* Wirkt über die Osteocyten oder direkt auf das mobilisierbare Minderaldepot und wahrscheinlich auf die Hydroxylapatitkristalle abbauend sowie stimulierend auf die Osteoclasten. Der Blutcalcium-Spiegel wird erhöht, der Phosphatspiegel erniedrigt, die Phosphat-Ausscheidung durch die Nieren gefördert. Die Blutcalcium-Senkung und wahrscheinlich auch die Blutphosphat-Erhöhung sind adäquater Reiz für die Parathormon-Ausschüttung ("Feedback"-Mechanismus). *Vitamin D.* Bewirkt zusammen mit der örtlichen alkalischen Phosphatase eine erhöhte Kapazität der organischen Knochenmatrix — speziell des Osteoids — für die Aufnahme von Kalksalz. Es schafft damit u. a. die Voraussetzung zur Kristallbildung. Wahrscheinlich wirkt es auch stimulierend auf Osteoblasten und Osteocyten. Die Calcium- und Phosphat-Ausscheidung werden auf diese Weise vermindert, ihre Blutspiegel infolge Förderung der Resorption aus dem Darm gehoben.

die Potenzen, die der Osteoblast bei der Bildung von Grundsubstanz aufweist, in geringerem Umfang auch im Osteocyten vorhanden sein. Eine Störung, die in diesen Bildungsstoffwechsel organischer Grundsubstanz eingreift, wie der Vitamin C-Mangel, muß also in gleicher Weise Osteoblasten und Osteocyten treffen und sich zwangsläufig auch auf die in diese eingelagerten anorganischen Bestandteile auswirken. Wenn die Grundsubstanz nicht mehr in der Lage ist, auf Grund ihrer Austauscherfunktion und speziellen Vernetzung sowie ihrer Beziehungen zum Kollagen eine örtliche Calciumanreicherung zu gewährleisten, dann wird sich das nicht nur auf das Wachstum der Hydroxylapatitkristalle negativ auswirken, sondern sogar zu einem Abbau der bereits vorhandenen Kristalle führen können.

Damit ist der Ansatzpunkt für die Entwicklung einer Osteomalacie bei Vitamin C-Mangel gegeben (s. hierzu Abb. 3 auf S. 404). FOLLIS, JACKSON und PARK wiesen durch Untersuchungen an über 100 Patienten, die an Skorbut litten, nach, daß hier die Bildung der Intercellularsubstanz unterbleibt; die Neubildung von Osteoid ist gehemmt.

Ein zweiter, für die Klinik der calcipenischen Osteopathien, auch für die Osteomalacie besonders wichtiger Faktor ist das *Parathormon* (parathyroidextract). Dieser Faktor ist aus zwei Gründen hervorzuheben: einmal durch seinen Angriffspunkt *direkt* an den Hydroxylapatitkristallen, zum anderen deswegen, weil dieses Hormon entscheidend in die *Regulation des Calciumphosphat-Haushaltes* eingreift (s. Abb. 1). Über diese Steuerungsfunktion können natürlich die verschiedensten Störungen des intermediären Calciumphosphat-Haushaltes *indirekt* an den festen Mineralbestandteilen des Knochens angreifen und zur Auslösung osteomalacischer Vorgänge beitragen.

Dabei ist zu beachten, daß das Parathormon außer seiner spezifischen Wirkung auf die Hydroxylapatitkristalle auch die organische Knochenmatrix angreift (McLean). Von dem Ausmaß, in welchem gleichzeitig mit den Kristallen auch die organische Matrix durch Parathormon abgebaut wird, hängt es ab, ob eine Porose oder eine Malacie des Knochens resultiert. Eine Erweichung des Knochens wird nur dann eintreten können, wenn der Abbau der Kristalle intensiver und schneller vor sich geht als der Abbau der organischen Matrix. Denn nur dann

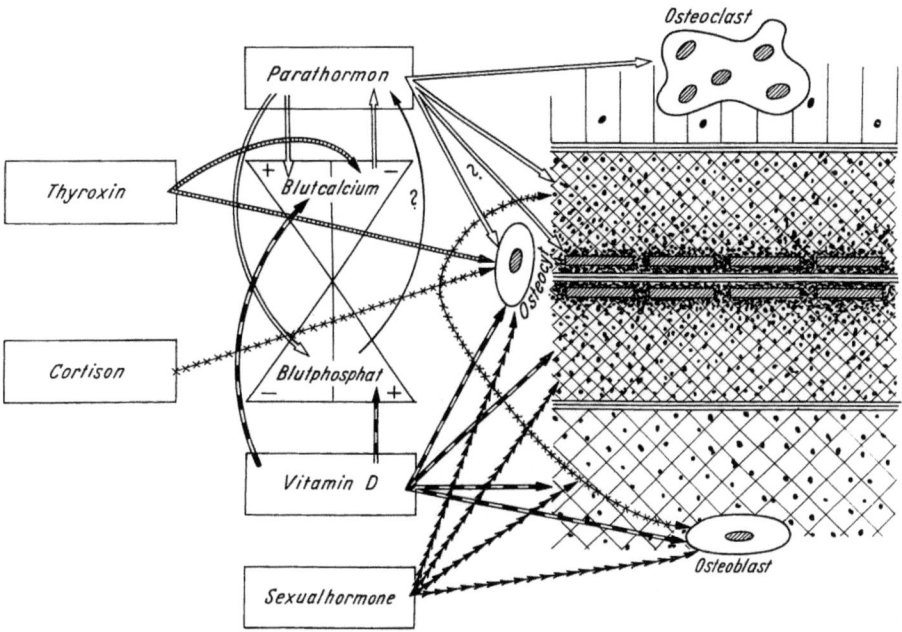

Abb. 2. *Parathormon* siehe Abb. 1. *Vitamin D* siehe Abb. 1. *Thyroxin.* Setzt die Nierenschwelle für Calcium herab. Dadurch wird das Blutcalcium-Reservoir beansprucht. Die aktuelle Calcium-Blutspiegelsenkung wird über den "Feedback"-Mechanismus (regulativ vermehrte Parathormon-Ausschüttung) jedoch aufgefangen. Direkte Wirkung auf den oxydativen Zellstoffwechsel, damit auch auf die Osteocyten als hier bedeutungsvollste Wirkung. *Cortison.* Greift allgemein in den Zellstoffwechsel ein. Überproduktion hat Hemmung der Grundsubstanzbildung zur Folge, damit Einflußnahme auf das mobilisierbare Mineraldepot im Sinne einer Herabsetzung der Kalksalzaufnahme-Kapazität. *Sexualhormone.* Bildung von Grundsubstanz wird angeregt, wahrscheinlich durch Einflußnahme auf den Stoffwechsel der Osteoblasten und Osteocyten. Damit anaboler Effekt, der eine Verminderung der Calciumphosphat-Ausscheidung zur Folge hat, da die Kalksalzaufnahme-Kapazität der Grundsubstanz erhöht wird.

wird das Verhältnis zwischen Kalksalzkristallen und organischer Matrix zuungunsten der ersteren verschoben. Findet der Abbau beider Komponenten in gleichem Ausmaß statt, so kommt es zur Osteoporose, die hier noch mit einer Osteofibrose verknüpft sein kann.

Eine Frage, die in diesem Zusammenhang erwogen werden muß, ist die, wie man sich den *Abbau der festen Kristalle* unter der Einwirkung des Parathormons vorstellen soll, wenn die organische Grundsubstanz nicht in gleichem Ausmaße abgebaut wird. Hier wäre daran zu denken, daß das Parathormon *primär* die mobilisierbaren Mineraldepots um die Kristalle herum abbaut und dadurch ein größeres Ionengefälle von der Oberfläche der Kristalle in Richtung zur Gewebsflüssigkeit herbeiführt. Bei der Besprechung der Wirkung des Parathormons sei noch einmal an den "Feedback"-Mechanismus erinnert und damit an das *sekundäre* Eingreifen des Parathormons bei Störungen des Blutcalciumspiegels ganz allgemein.

Als weiterer Faktor für die Malaciegenese sei das *Thyroxin* angeführt, dessen Überproduktion nach Follis eine Herabsetzung der Nierenschwelle für Calcium bedingen soll. Damit würde über den "Feedback"-Mechanismus eine Überproduktion des Parathormons ausgelöst werden, die ihrerseits nun eine Knochenerweichung im Gefolge haben kann. Diese Zusammenhänge bedürfen aber noch eingehender Untersuchungen, vor allem in bezug auf die Nierenschwelle.

Auch das *Cortison* löst, wenn es im Übermaße produziert wird, eine Osteomalacie aus. Es hemmt, wie im Kapitel I ausgeführt wurde, sowohl die Bildung der Polysaccharide als auch die Sulfonierung schon vorhandener Polysaccharide. Damit aber muß das Cortison einen Einfluß auf die mobilisierbaren Depots in der Kittsubstanz des Knochens ausüben, der zu einer Kalksalzverarmung führt.

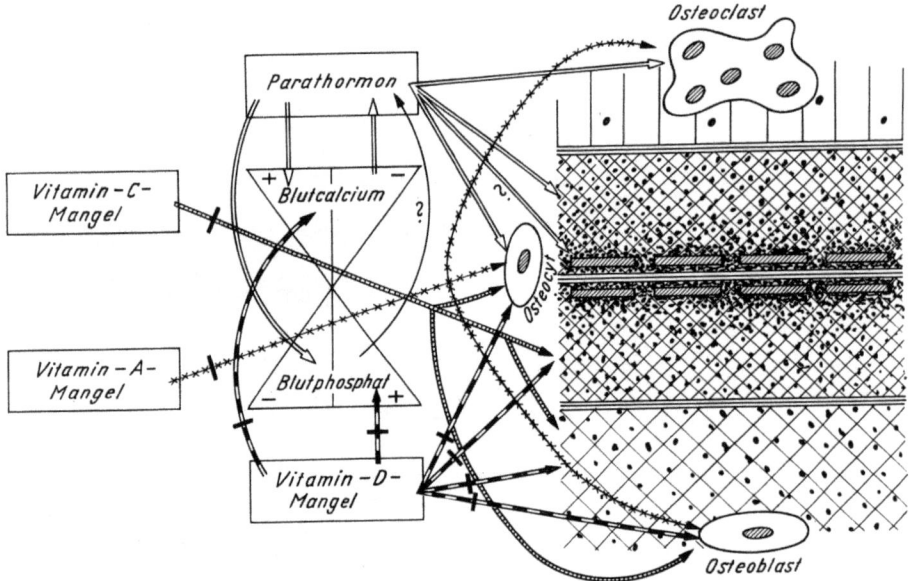

Abb. 3. *Parathormon*, siehe Abb. 1. *Vitamin D-Mangel*. Hat über Osteoblasten und Osteocyten eine Reifungshemmung der organischen Knochenmatrix zur Folge. Damit wird ihre Kapazität für die Mineralsalzaufnahme soweit vermindert, daß der physiologische Kalksalzgehalt des Knochens nicht mehr gewährleistet ist und neugebildetes Osteoid nicht verkalken kann. *Vitamin C-Mangel*. Führt zur Reifungshemmung der Glykoproteidkomponente der organischen Knochenmatrix und damit ebenfalls zur Verminderung der Kapazität des Knochengewebes für die Mineralsalzaufnahme. *Vitamin A-Mangel*. Bedingt eine Dysregulation des Zellstoffwechsels — zumindest am wachsenden Knochen — im Sinne einer Stimulation der Osteoclasten. Die Unterbrechung des dreifach gespaltenen Pfeiles soll dies zum Ausdruck bringen.

Diese wiederum muß einen Abbau der Kristalle zur Folge haben, da das Ionengefälle von der Kristalloberfläche zur Gewebsflüssigkeit auf diese Weise erhöht wird (Abb. 2). In diesem Punkt bestehen gewisse Analogien der Cortisonwirkung am Knochen zum Vitamin C-Mangel (Abb. 3).

Wenn der Wirkungsgrad dieser Einflüsse nicht so unterschiedlich wäre, könnte deshalb der Versuch erwogen werden, die Cortisonwirkung am Knochen durch hohe Vitamin C-Gaben zu kompensieren. Da das Cortison außerdem die Grundsubstanzbildung der Osteoblasten hemmt, wird eine Erhöhung des Cortisonspiegels klinisch nicht zur reinen Osteomalacie führen, sondern immer mit einer osteoporotischen Komponente vergesellschaftet sein, die man bisher ganz in den Vordergrund gestellt hat. Man könnte nun erwägen, ob die Hemmung der Bildung von Grundsubstanz dem Kalkverlust die Waage halten kann und so nur ein osteoporotischer Effekt des Cortisons zum Ausdruck kommt. Dazu ist zu sagen, daß Cortison auch im Grundsubstanzbereich der Osteocyten die gleiche Wirkung wie am Komplex Osteoblasten — Osteoid entfaltet.

Wenn man nun die früher beschriebene Funktion der Osteocyten bei der Aufrechterhaltung des Status der organischen Knochenmatrix bedenkt, leuchtet es ein, daß die malacische Komponente immer mit zur Ausprägung gelangt. Daran wird vor allem bei der Beurteilung von Cushing-Patienten und bei der langfristigen Behandlung von rheumatischen oder allergischen Patienten mit Cortison oder ACTH zu denken sein. Im ersteren Falle sieht man in der Klinik die klassischen Symptome der halipenischen Osteopathie, die als Mischform von Osteoporose und Osteomalacie aufgefaßt werden muß. Im zweiten Falle können die gleichen Knochenveränderungen künstlich hervorgerufen werden, wie die klinische Erfahrung der letzten Jahre zeigt (EISENSTADT und COHEN).

Die *Sexualhormone* sind in zweifacher Hinsicht für das Osteomalacieproblem von Bedeutung. Ihr *Mangel* führt sowohl bei der Frau (postmenopausisch; Hypogonadismus) wie auch beim Manne (Kastration; Hypogonadismus) zum Bilde einer halipenischen Osteopathie. Auf Grund des Wirkungsmechanismus der Sexualhormone am Knochen muß man die Ursache dieser halipenischen Osteopathie in einer unzureichenden *Glykoproteidproduktion* der Knochengrundsubstanz sehen. Damit aber wirkt sich das Fehlen von Sexualhormonen auf das in der Kittsubstanz befindliche, durch den Polysaccharidgehalt und die Austauscherfunktion der Chondroitinschwefelsäure bedingte, mobilisierbare Mineraldepot aus.

Hiermit ist wiederum eine Erhöhung des Gefälles der Mineralionen aus der Kristalloberfläche in Richtung auf die Gewebssäfte gegeben und damit die Voraussetzung für eine Knochenerweichung geschaffen. Dem entspricht auch der für diese halipenische Osteopathie typische Befund des Knochenschmerzes und die Ausprägung des von BARTELHEIMER beschriebenen Habitus der halipenischen Osteopathien. Da der Sexualhormonmangel auch die Aktivität der Osteoblasten hemmt, wird der Knochenanbau unzureichend, und es entsteht gleichzeitig eine Osteoporose. Wenn die letztere Störung auch häufig überwiegt und damit die Porose dominiert, so muß es im Grunde doch zu *Mischformen von Osteomalacie und Osteoporose* kommen. Der Mangel an Sexualhormon wirkt sich demnach in gewisser Weise so aus wie ein Überangebot an Cortison. Hieraus läßt sich als zweiter wesentlicher Punkt für die Betrachtung der Sexualhormonwirkung ableiten, daß der *anabole Effekt dieser Hormone zur Behandlung* der halipenischen Osteopathien herangezogen werden muß. Man kann mit den Sexualhormonen sowohl in die Glykoproteidsynthese eingreifen und damit die Osteocyten in der Steuerung des Milieus der organischen Matrix unterstützen als auch einen Anbau von Osteoid durch Aktivierung der Osteoblasten erreichen. Dadurch gewinnen die Sexualhormone in der Therapie der halipenischen Osteopathien eine zentrale Stellung.

Weitere Faktoren, die zur Knochenerweichung führen können, sind in der *renalen Insuffizienz* zu suchen. Auf die Bedeutung der Niere in der Regulation des Mineralhaushaltes wurde schon hingewiesen. Die in den letzten zwei Jahrzehnten immer mehr erschlossenen *tubulären Nierenstörungen*, die mit einer *Hyperphosphaturie* und oft auch mit einer vermehrten Ausscheidung bestimmter Aminosäuren (Cystinurie) einhergehen (FANCONI; DENT; DENT und HODSON), wirken sich auf das Knochengewebe ebenfalls im Sinne einer halipenischen Osteopathie aus.

Von den zu einer *Acidose* führenden Nierenstörungen, die tubulärer und glomerulärer Art sind, ist schon seit langem die Auslösung einer Osteomalacie bekannt [LUCAS (1883)]. Bei diesen Formen kommt es immer zu einem sekundären Hyperparathyreoidismus (ALBRIGHT und REIFENSTEIN; EGER; BERNER; GILMOUR; BARTELHEIMER u. v. a.), dessen Auswirkungen auf den Knochen oben eingehend abgehandelt wurden. Bei der „tubulären und glomerulären Insuffizienz" der Niere (ALBRIGHT und REIFENSTEIN) werden infolge unzureichender Ammoniaksynthese Calciumionen zur Entsäuerung des Urins herangezogen. Ob außer der Senkung der Calciumionen-Konzentration im Serum, die den "Feedback"-Mechanismus und damit den sekundären Hyperparathyreoidismus bei diesen Nierenstörungen auslöst, auch die Acidose und die Phosphatstauung im Blut direkt einen Anreiz für die Überfunktion der Epithelkörperchen darstellen, ist nach EGER heute noch unklar.

Natürlich muß sich ein *allgemeiner Mangelzustand* endogener oder alimentärer Art im Sinne einer halipenischen Osteopathie auswirken (Lit. bei BARTELHEIMER und SCHMITT-ROHDE). Dabei handelt es sich nach den klinischen Erfahrungen vorwiegend um Mischformen von Osteoporose und Osteomalacie.

Man kann hierbei der *quantitativen*, durch eiweißarme Ernährung bedingten Unterernährung die *qualitative* Unterernährung gegenüberstellen, welche sich durch das Fehlen essentieller Aminosäuren oder durch einen Mangel an "animal-protein-factors" (APF) auszeichnet. Es ist leicht verständlich, daß derartige Mangelzustände sowohl den Anbau der organischen Grundsubstanz beeinträchtigen als auch in den Kreislauf Osteocyten—Grundsubstanz und damit in die Regeneration der Knochengrundsubstanz eingreifen. Dadurch ist zwangsläufig ein Abbau des Ionendepots und somit eine Verkleinerung der Kalksalzkristalle verbunden. Infolgedessen muß man unter Hunger neben porotischen auch malacische Knochenveränderungen erwarten. Es wäre darüber hinaus vorstellbar, daß bei langdauerndem Hungerzustand ein so starker Abbau der organischen Grundsubstanz des Knochens stattfindet, daß dieser dem Abbau der Kalksalzkristalle in etwa die Waage hält. Dann wäre es denkbar, daß eine reine Osteoporose entsteht.

Ebenfalls über den Eiweißstoffwechsel dürften *Lebererkrankungen* zu Störungen am Knochen führen können, was in der Klinik auch bekannt ist (Lit. bei BARTELHEIMER und SCHMITT-ROHDE). Die Auslösung der Malacie kann hierbei durch Störungen in der Gallensaftproduktion und damit über eine Resorptionshemmung von Calcium und Vitamin D im Darm zustande kommen. Dann wird auch eine Leberstörung einen sekundären Hyperparathyreoidismus auslösen. Schließlich dürfte die Beeinflussung des Stoffwechsels der Steroidhormone durch Lebererkrankungen (RUPPEL und WEISSBECKER) für den Knochen nicht bedeutungslos sein.

Diese hier zunächst theoretisch erörterten Zusammenhänge gewinnen für die Diagnostik und vor allem für die Therapie ihre tragende Bedeutung, wenn es möglich wird, im Einzelfalle die Art der Störung am Knochengewebe mit Hilfe in der Klinik *routinemäßig anwendbarer Methoden* eindeutig zu erfassen. Im folgenden Kapitel werden deshalb die zur Verfügung stehenden Methoden abgehandelt und auf ihre Eignung geprüft werden müssen.

III. Methoden zur Erfassung der Knochenerweichung und ihre Wertung

Die Schwierigkeiten in der Diagnostik der halipenischen Osteopathien ergeben sich vor allem in den *Frühfällen*, die noch keine Skeletverformungen aufweisen und bei denen oft nur das uncharakteristische Symptom des Schmerzes vorhanden ist. Gerade bei diesen Fällen gilt es aber, eine klare Diagnose zur Vermeidung therapeutischer Irrwege zu gewinnen. Erst dann kann man durch eine frühzeitig genug einsetzende *gezielte* Therapie dem Auftreten irreparabler Schäden vorbeugen.

a) Röntgenuntersuchung

Die *Röntgenuntersuchung* des Skelets erfaßt grundsätzlich nur Veränderungen der *Makrostruktur* (BRANDENBERGER).

Einen Einblick etwa in das Mengenverhältnis von organischer zu anorganischer Substanz kann man hiermit nicht gewinnen, denn das *Röntgenmaß der Schattendichte* ist allein abhängig von der Absorption der Röntgenstrahlen durch die vorhandenen Kalksalze, da die Röntgenstrahlen-Absorption durch die organischen Bestandteile praktisch der Röntgenstrahlen-Absorption von Wasser gleichgesetzt werden kann (BALZ und BIRKNER). Unverkalkte Grundsubstanz zeichnet sich somit nicht röntgenologisch ab. Die *Mikroradiographie* gestattet zwar die Darstellung *einzelner* Knochenbälkchen hinsichtlich ihres Kalksalzgehaltes, aber ebenfalls nicht eine direkte Erfassung der organischen Grundsubstanz (SISSONS). In Verbindung mit histologischen Untersuchungen ist diese Methode neuerdings zur eingehenden Aufschließung der Knochenstruktur im Mikrobereich von Bedeutung geworden (P. C. MEYER). Derartige Untersuchungen sind aber unseres Wissens bisher noch nicht in der Klinik routinemäßig durchgeführt worden.

b) Blutuntersuchungen

Die Bestimmung des *Calcium- und des Phosphatspiegels* sowie die Bestimmung der *Phosphatasen* im Blut, ferner die Bestimmung der *Alkalireserve* und der

Stickstoffbilanz, schließlich auch der Nachweis der *Calcium- und Phosphatausscheidung* sind nur im Zusammenhang mit dem Gesamtbefund im Einzelfalle differentialdiagnostisch zu verwerten.

Ihre Abhängigkeit von den verschiedenartigsten Einflüssen wurde im einzelnen schon dargestellt. Hat man zum Beispiel den Befund einer Hypercalciurie, so kann diese einmal Ursache der Auslösung des "Feedback"-Mechanismus etwa infolge einer herabgesetzten Nierenschwelle, zum anderen die Folge eines bereits bestehenden Hyperparathyreoidismus sein. Aus einer negativen Stickstoffbilanz kann man lediglich auf einen mangelnden Knochenanbau schließen, aber nichts darüber aussagen, ob eine Porose oder eine Malacie des Knochens vorliegt. Hinsichtlich der renal bedingten Osteopathien ist natürlich die Bestimmung der Alkalireserve sowie die Erfassung einer Hyperphosphatämie oder Hypophosphatämie von spezieller Bedeutung.

c) Knochenpunktion

Alle diese Methoden müssen in der Klinik zur Diagnose und Differentialdiagnose der halipenischen Osteopathien herangezogen werden. Man muß sich aber darüber im klaren sein, daß sie nur *indirekte* Schlußfolgerungen auf die Beschaffenheit des Knochens zulassen. BARTELHEIMER, BARTELHEIMER und SCHMITT-ROHDE haben aus diesen Überlegungen heraus eine *Knochenpunktionsmethode* empfohlen, die routinemäßig, klinisch und poliklinisch, ausgeführt werden kann.

Hierbei wird eine Spezialkanüle mittels vorsichtiger Hammerschläge nach Lokalanaesthesie in den Beckenkamm dicht oberhalb der Christa ilica superior eingetrieben und nach Lockerung durch seitliches Verkanten ruckartig herausgezogen, wodurch es gelingt, ein Knochenstück von etwa 1—1$^1/_2$ cm Länge und fast 3 mm Durchmesser zur histologischen und histochemischen Untersuchung zu gewinnen. Gegenüber anderen Methoden kann man so schon einen guten Eindruck von der Konsistenz des jeweils vorliegenden Knochens und damit Hinweise darauf, ob eine Porose oder Malacie vorliegt, erhalten. Nach üblicher Fixierung, Entkalkung und Einbettung in Paraffin kann in jedem klinischen Labor innerhalb weniger Tage der histologische Schnitt zur Verfügung stehen.

d) Histologische Auswertung von Knochenschnitten

Die *histologische Auswertung* des Materials hat sich danach zu richten, wie der oben beschriebene Zusammenhang zwischen cellulären Elementen, organischer Grundsubstanz und Kalksalzgehalt am besten erfaßt werden kann.

Die *Hämatoxylin-Eosin-Färbung* gestattet eine gute Darstellung der zelligen Elemente. Man kann mit ihrer Hilfe über die Zahl und Form der Osteoblasten, Osteocyten und Osteoclasten sowie deren Verhältnis zueinander zu konkreten Aussagen kommen. Außerdem kann man mit der HE-Färbung verkalkt gewesene Grundsubstanz von Osteoid unterscheiden, wenngleich man auch den Mechanismus dieses Färbeunterschiedes nicht kennt. Deswegen sind auch des öfteren Zweifel über die Brauchbarkeit dieser Methode zur Darstellung der verkalkt gewesenen Grundsubstanz geäußert worden. P. C. MEYER konnte aber neuerdings durch vergleichende Untersuchungen dieser Methode mit der Mikroradiographie nachweisen, daß sich tatsächlich die verkalkt gewesenen Knochengewebsbezirke bläulich darstellen. Man kann also mit der HE-Färbung wohl ehemals verkalkte Stellen nachweisen, jedoch nichts über den Verkalkungsgrad des Knochens aussagen, da die histologischen Methoden ja an entkalktem Material durchgeführt werden. Auch Färbemethoden, die an unvollständig entkalktem Material erfolgen, wie z. B. die von v. KOSSA, lassen naturgemäß keine Beurteilung des Grades der ursprünglich vorhandenen Verkalkung zu. Ein *direkter* Zusammenhang zwischen Grad der Verkalkung und organischer Knochengrundsubstanz wird also nur durch Kombination der Mikrokardiographie zum Beispiel mit der HE-Färbung zu erfassen sein.

Hierbei erhebt sich die Frage, ob man nicht durch eine *Kombination verschiedener histologischer Methoden* ohne den Aufwand der Mikroradiographie zu einem *indirekten* Nachweis des Verkalkungsgrades der Grundsubstanz kommen kann. Als Ansatzpunkt einer solchen Methodik kommt der Mucopolysaccharidgehalt der organischen Grundsubstanz und dessen Vernetzung mit den Proteinen der Kollagenfibrillen in Frage. Wenn nämlich ein Mangel an diesen Komponenten nachweisbar ist, dann muß nach den obigen Ausführungen die Trägersubstanz für das Calciumionen-Depot vermindert sein. Damit kann ein Kalksalzmangel in den Depots dieses Knochengewebes angenommen werden. Da nun aber das Calciumdepot um die Kristalle herum sich mit der Kristalloberfläche im dynamischen Gleichgewicht befindet, d. h.

die aus der Kristalloberfläche heraus diffundierenden Ionen unter normalen Bedingungen wieder ersetzt werden, muß ein Abbau des Mineraldepots um die Kristalle herum das dynamische Gleichgewicht stören und damit zu einer Verkleinerung der Kristalle führen. Denn jetzt diffundieren aus der Kristalloberfläche mehr Ionen heraus als durch die Austauscherfunktion der unmittelbaren Umgebung ersetzt werden können.

Es geht also darum, einmal die Polysaccharidkomponente der Knochengrundsubstanz nachzuweisen, zum anderen aber auch Nachweismöglichkeiten für den Grad der Vernetzung der Kittsubstanz zwischen den Kollagenfibrillen und -fasern zu finden. Der Nachweis von Polysacchariden hat seit der Entdeckung der Hyaluronidase (DURAN-REYNALS), die die Bedeutung dieser Stoffe vor allem für das funktionelle Geschehen im Binde- und Stützgewebe mehr und mehr bewies (siehe Literatur-Zusammenstellung von GIBIAN), immer größere Beachtung gefunden. Daher ist auch der histochemische Nachweis von Polysacchariden in den letzten zwei Jahrzehnten erheblich ausgebaut worden. Ohne hier auf Einzelheiten einzugehen, sei nur auf die *Metachromasie* bei Anwendung von *Toluidinblau* hingewiesen, deren Mechanismus trotz umfangreicher Literatur bis heute nicht eindeutig geklärt werden konnte.

Als Standardmethode für den Nachweis von Polysacchariden hat sich in letzter Zeit die *PAS-Methode* eingeführt, wozu auf HOTCHKISS, MCMANUS, GRAUMANN und GEDIGK verwiesen sei. Bei dieser Methode werden durch Perjodsäure Kohlenhydratbestandteile des Gewebes zu Aldehyden oxydiert. Durch eine zweite Reaktion werden diese Aldehyde mit Hilfe von Schiffschem Reagens nachgewiesen.

Eine *Kombination* der *Perjodsäure-Oxydation* mit einer anschließenden *Silberreduktion* der entstandenen Aldehydgruppen (DETTMER und SCHWARZ) ist gerade für unseren Fragenkomplex der Beschaffenheit der organischen Grundsubstanz von Interesse, wobei der Umfang des Silberionentransportes im histologischen Schnitt von der *Dichte des Materials* bestimmt wird, in dem sich die Aldehydgruppen befinden. Je dichter dieses Material ist, desto weniger Silber wird in der Zeiteinheit zu dem durch die Aldehydgruppen gebildeten Silberkeim vordringen können. Die Vergrößerung der Silbergranula, und damit der Farbton im histologischen Präparat, ist somit nicht nur von der Anzahl der Aldehydgruppen abhängig, sondern auch von der Dichte des entsprechenden Gewebsbezirkes. Nimmt diese Dichte ab — sei es durch Depolymerisation der vorhandenen Polysaccharide oder durch mangelnde Vernetzung der Kittsubstanz oder durch teilweisen Abbau der organischen Komponenten der Grundsubstanz —, dann wird sich die Farbintensität bei dieser Versilberungsmethode auch verstärken, wenn der absolute Gehalt an oxydierbaren Kohlenhydraten gleich bleibt.

Man erfaßt also mit ihr gleichzeitig Polysaccharidgehalt und Dichte der Knochengrundsubstanz. Der Ausfall dieser Methode in bezug auf den Polysaccharidgehalt kann mit Hilfe der Toluidinblaufärbung und noch besser mit der Perjodsäure-Schiff-Reaktion, die ja der Initialreaktion der Silbermethode analog ist, kontrolliert werden. Die zweite Komponente, nämlich die Dichte der Gewebsbezirke, muß aber ebenfalls kontrollierbar sein, wenn man Rückschlüsse ziehen will. Da die Dichte der Knochengrundsubstanz wesentlich ein Maß für den Grad der Vernetzung der Kittsubstanzanteile im makromolekularen Bereich ist, liegt hier auch ein Schlüsselpunkt für die Beurteilung der mobilisierbaren Mineraldepots der Knochengrundsubstanz. Man wird also bestrebt sein müssen, gerade den Hinweis, den diese Silbermethode in bezug auf die Dichte der Grundsubstanz bietet, aufzugreifen und methodisch auszubauen.

V. MÖLLENDORFF und seine Schüler, vor allem SEKI, führen den Ausfall vieler histologischer Färbemethoden auf die mehr oder weniger starke *Durchtränkung* des Objektes mit Farbstoffen zurück. Wenn diese „Durchtränkungsfärbung" im Rahmen histologischer Färbemethoden auch nicht überbewertet werden sollte, so ist doch nach den Arbeiten von SEKI und seinen Schülern, vor allem OKURA, zumindest bei den sauren Farbstoffen die Durchtränkung des Präparates für die Färbung ausschlaggebend. Dabei hängt es von der *Größe* des benutzten Farbstoffpartikel ab, wie weit und mit welchen Farben ein Gewebsbezirk angefärbt wird. Durch geeignete Wahl verschiedener saurer Farbstoffe ist es auf diese Weise möglich, zu Aufschlüssen über die Dichte eines histologischen Substrates, die *Ultrastrukturdichte*, zu kommen. Eine derartige Kombination aus einem Farbstoff mit großer Teilchengröße (Anilinblau) und kleiner Teilchengröße (Azocarmin) stellt die *Azanfärbung* dar. Je enger die organische Struktur des histologischen Gewebes im makromolekularen Bereich vernetzt ist, desto weniger große Farbstoffpartikel können in diesen Bereich eindringen. Die Bezirke mit engen intermicellaren Maschen werden sich daher nur mit dem Farbstoff anfärben, der die kleinere Teilchengröße besitzt. Bei der Azanfärbung ist dies das rote Azocarmin. Größere Netzmaschen der organischen Matrix werden dagegen auch mit den größeren Farbstoffpartikeln des Anilinblau angefüllt werden können. Nach dieser Auffassung vom Färbemechanismus der Azanfärbung müssen sich also dichte Gewebspartien rot darstellen, während bei abnehmender Dichte des Substrates der Farbton über violett in blau übergeht.

Für die Beurteilung der Ultrastruktur der Knochengrundsubstanz und damit speziell für die mögliche Vernetzung der Kittsubstanz, die man als Träger des mobilisierbaren Mineraldepots des Knochens ansehen muß, wurde diese Methode von DETTMER, SCHMITT-ROHDE und HABERICH verwendet. Dabei ist aber noch ungeklärt, ob die Azanfärbung derartig mechanistisch betrachtet werden darf. Deshalb kamen die genannten Autoren zur Anwendung einer mikrodensometrischen Methode, die direkt einen Aufschluß über die makromolekulare Vernetzung der Grundsubstanz gibt. Bei dieser Methode diffundiert ein Farbstoff mit konstanter Teilchengröße in die Knochengrundsubstanz hinein, wobei die Geschwindigkeit, mit der dieser Farbstoff von der Oberfläche des Schnittes her in das makromolekulare Raumnetz eindiffundiert, davon abhängt, ob die Maschen dieses Raumnetzes groß oder klein sind, also die *Geschwindigkeit*, mit der der Farbstoff in die Knochematrix eindiffundiert, ein Maß für die makromolekulare Vernetzung der Knochengrundsubstanz darstellt.

Nach den theoretischen Erwägungen über die Beschaffenheit und die möglichen Veränderungen der Knochengrundsubstanz müßte sich die Geschwindigkeit der Farbstoffdiffusion immer dann erhöhen, wenn die Polysaccharidkomponente bzw. der Glykoproteidanteil der Knochengrundsubstanz vermindert sind, denn die Vernetzung in der Kittsubstanz des Knochens hängt von diesen Bestandteilen der Grundsubstanz wesentlich ab. Wie DETTMER, SCHMITT-ROHDE und HABERICH zeigen konnten, ist der Ausfall dieser Methode in der Tat mit dem Ergebnis der Polysaccharid-Nachweismethoden in Einklang zu bringen. Dem entsprechenden Geschwindigkeitsanstieg bei der Farbstoffdiffusion entsprach in mit Azan gefärbten Kontrollpräparaten immer eine Verschiebung des Farbtones von Rot nach Blau (s. auch LORENTZ). Mithin kann die Azanfärbung für die Beurteilung von Knochengrundsubstanzveränderungen gerade in ihrem wesentlichen Punkt, nämlich in der Darstellung der makromolekularen Vernetzung und damit der Funktionstüchtigkeit des Calciumdepots, als brauchbare klinische Routinemethode herangezogen werden.

IV. Aus der Klinik halipenischer Osteopathien, die mit Knochenerweichung einhergehen

a) Klinische Leitsymptome

Wie aus den theoretischen Erörterungen zu ersehen war, ist bei allen zu einem absoluten oder relativen Kalksalzmangel im Knochensystem führenden Störungen das Vorhandensein einer alimentär oder endogen, etwa hormonal ausgelösten Beeinflussung der *Regulation des Calcium-Phosphat-Haushaltes* nötig. Der Knochen ist in seiner Eigenschaft als Mineraldepot ein Glied in diesem Stoffwechselgeschehen, das durch nervöse Zentren im Zwischen- und Mittelhirn, durch das Parathormon und Vitamin D, wahrscheinlich auch durch Receptoren im Glomus caroticum (FANCONI) und durch das Verhalten der Erfolgsorgane Darm, Knochen und Nieren bestimmt wird, und das von zahlreichen intermediären Vorgängen abhängig ist. Unter diesen Gesichtspunkten ist die Pathophysiologie von Krankheitsvorgängen zu analysieren, bei denen eine Knochenerweichung vorliegt.

Hierzu hat man bei der Erhebung der *Anamnese* auf eine durchgemachte längere Periode quantitativen oder qualitativen *Hungers*, auf *Störungen im Magen-Darm-Trakt* sowie auf *Nieren-* und *Lebererkrankungen* zu achten. *Stoffwechselabweichungen*, etwa im Zuckerhaushalt, können ebenfalls bedeutungsvoll sein. Auch ein gewohnheitsmäßiger Abusus von Laxantien kann einmal eine ursächliche Rolle spielen (MEULENGRACHT). Wie die *Art der Ernährung* die Entwicklung einer ausgeprägten halipenischen Osteopathie auslösen kann, wenn sie einen qualitativen Mangel zur Folge hat, wurde von DROESE gezeigt. Bei Frauen muß eine sorgfältige *Cyclus-Anamnese* erhoben werden; die Anzahl der Geburten und der Eintritt der *Menopause* können wichtige Hinweise geben. Bei Männern sind aus der Vorgeschichte und dem Befund sich ergebende Anzeichen eines Hypogonadismus bedeutungsvoll (NOWAKOWSKI und GADERMANN).

Das *klinische Bild* und die Beschwerden *fortgeschrittener* Fälle von halipenischer Osteopathie, wie sie BARTELHEIMER und SCHMITT-ROHDE zusammenfassend dargestellt haben, können so charakteristisch sein, daß allein hieraus schon die Diagnose gestellt wird.

Solche Patienten klagen über oft dauernd vorhandene Rückenschmerzen und allgemeine, häufig als ,,rheumatisch" oder ,,polyneuritisch" verkannte Gliederschmerzen, über heftige, wie elektrische Schläge einschießende Steigerungen derselben bei plötzlichen Drehungen. Nicht selten werden stenokardische Beschwerden vorgetragen, die sogar zu der Fehldiagnose eines Herzinfarktes führen können. Die Patienten vermeiden ängstlich jede Erschütterung des Skelets, besonders der Wirbelsäule und klagen über gürtelförmige Schmerzen im Bereich des Oberbauches, über ein Gefühl, ,,als ob alles im Leib nach vorne dränge" (BARTELHEIMER). Häufig wird spontan angegeben, daß die Körpergröße auffallend abgenommen habe. Allgemeine Abgeschlagenheit und Leistungsunfähigkeit vervollständigen den Beschwerdenkomplex in seinen wesentlichen Symptomen.

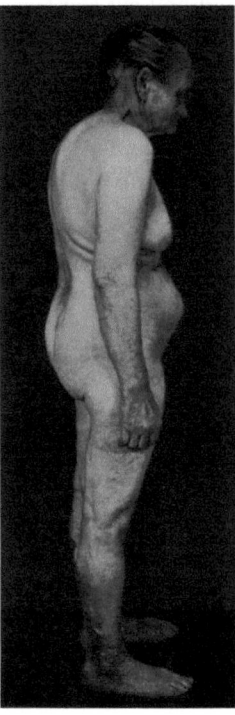 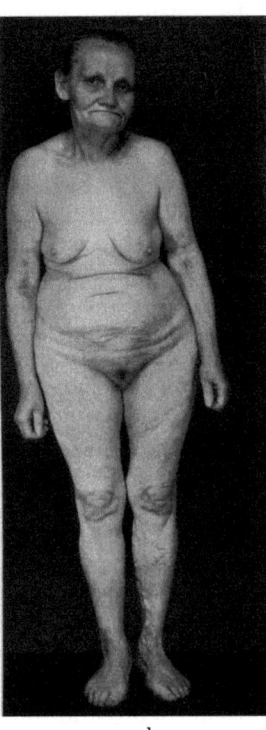

a b
Abb. 4a u. b. Typischer Habitus bei halipenischer Osteopathie. Rumpfverkürzung, BWS-Kyphose, quere Bauchfalte über dem Nabel mit Vorwölbung des Leibes, schräge Lendenfalten, scheinbare Überlänge der Extremitäten

Die *Inspektion* solcher Patienten läßt eine *Verkürzung des Rumpfes* mit einer Kyphose speziell im Bereich der unteren Brustwirbelsäule erkennen. Der Brustkorb reicht mit seinen unteren Rippen oft bis in das obere Becken hinein. Die Rippen können dann bei Drehungen oder seitlichem Beugen unter Schmerzauslösung an den Beckenschaufeln reiben. Infolge der Rumpfverkürzung entsteht ferner, wie Abb. 4 zeigt, besonders anschaulich bei mageren Patienten, eine Vorwölbung des Leibes mit Ausprägung einer quer verlaufenden Bauchfalte über dem Nabel und mit schräg von der Gegend der unteren Brustwirbelsäule sich zu den seitlichen Beckenkämmen erstreckenden Lendenfalten. Der *Allgemeineindruck* ist meist der eines vorgealterten Patienten. Nicht selten kann man einen typischen, trippelartigen Gang beobachten, der auch dadurch ausgelöst oder begünstigt wird, daß an den Muskelansätzen der Oberschenkel-Adductoren beim Gebrauch der Beine Knochenschmerzen entstehen. Man kann dann an der Innenseite der Oberschenkel dicht unter der Symphyse einen permanenten Adductorenspasmus in Form von Muskelwülsten sehen (BARTELHEIMER).

Die *Untersuchung* ergibt einen *Stauchungsschmerz* der Wirbelsäule, ein mehr oder weniger deutliches *Rippenfedern* bei oft ausgeprägter *Glockenform des Thorax* und Schmerzangabe bei seitlicher Kompression des Beckens. Man gewinnt den Eindruck einer Schlaffheit des Unterhaut-Bindegewebes und einer Herabsetzung des Muskel- und Hautturgors.

Nach den Ergebnissen unserer bioptischen Untersuchungen dürfte bei derartig fortgeschrittenen Fällen von halipenischer Osteopathie immer die malacische

Komponente im Vordergrund stehen. Eine oft außerordentlich wesentliche, den Röntgenbefund sogar beherrschende Osteoporose kann zusätzlich vorhanden sein. Im Vordergrund steht dann die *statische Insuffizienz* des Skeletsystems, deren Ursache nicht allein in einer Rarefizierung normal verkalkter Knochenstrukturen, vielmehr vor allem in einer Erweichung des Knochens zu suchen ist. Von dem Ausmaß der malacischen Komponente und der jeweiligen Belastung des Skelets hängt es ab, inwieweit schon plastische Verformungen aufgetreten sind.

b) Röntgenbefunde

Im *Röntgenbild* kann der Knochen bei der Malacie einen *weichteilartigen* Charakter zeigen, wenn innerhalb der Knochenstrukturen ein absoluter Kalkmangel vorliegt. Diese erscheinen dann verwaschen, sie können sogar aufgehoben sein. Die Wirbelkörper wirken wie überradiert (BARTELHEIMER). Die Knochenstrukturen können aber auch noch genügend scharf konturiert, wie bei der Osteoporose erscheinen. Dann nämlich, wenn noch ausreichend kalkhaltige Knochenanteile in den Bälkchen vorhanden sind (s. auch Abb. 5 und 6). An der Wirbelsäule findet man neben Platt- und Keilwirbelbildungen vor allem auch *Fischwirbel*. Letztere kommen durch das Nachgeben des plastisch-weichen Knochens auf den Druck des zur Kugelform tendierenden prall-elastischen Nucleus pulposus der Zwischenwirbelscheibe zustande (SCHMORL und JUNGHANNS). *Verformungen* des Beckens, *Verbiegungen* der Extremitätenknochen und der Nachweis *Loosersche Umbauzonen* (LOOSER) gelten als klassische röntgenologische Zeichen der fortgeschrittenen Osteomalacie. Das symmetrische Auftreten Looserscher Umbauzonen wird hierbei entgegen der Ansicht von MILKMAN heute nicht als besondere Krankheitseinheit, sondern als ein im Rahmen der Osteomalacie zu verstehendes Krankheitssyndrom gewertet (ALBRIGHT und REIFENSTEIN, BARTELHEIMER, LESSMANN, H. G. SCHMITT, WERNLY).

c) Laborbefunde

Liegen derartige klinische und röntgenologische Befunde vor, so ist die *Diagnose einer Malacie* schon klinisch eindeutig. Ob gleichzeitig eine Rarefizierung der mangelhaft verkalkten Knochenstrukturen besteht, kann röntgenologisch nicht entschieden werden, da ja unverkalkte Knochensubstanz die Schattendichte von Weichteilen hat (BALZ und BIRKNER). Für die Diagnose der Osteomalacie wird die *Unzuverlässigkeit der blutchemischen Befunde*, des Calcium- und Phosphatspiegels, sowie der Höhe der Einheiten an alkalischer Phosphatase im Serum und der Ausscheidungsmenge an Kalksalzen allgemein betont. Wir haben gezeigt, wie komplex die Beeinflussung dieser Werte im Gesamtorganismus ist. Abweichungen sind nur als Teil des jeweils vorliegenden pathophysiologischen Mechanismus zu werten. Bei der Osteomalacie können z. B. sowohl der Calcium- als auch der Phosphatspiegel im Serum gleichzeitig vermindert sein (WERNLY). ALBRIGHT und REIFENSTEIN hoben die *Verminderung des Produktes* Ca · P als besonders für die Osteomalacie charakteristisch hervor und prägten hierfür den Begriff der „chemischen Osteomalacie".

d) Knochenerweichung infolge Resorptionsstörungen

Hinweise können diese labortechnischen Befunde, speziell die Erhöhung des Calcium bei gleichzeitiger Erniedrigung des Phosphatspiegels im Blut geben, etwa für den *Hyperparathyreoidismus*. Aber auch dann ist es möglich, daß Schwankungen im Krankheitsablauf oder etwa zusätzliche Resorptionsstörungen irreführende Werte verursachen. Man muß dabei differentialdiagnostisch immer beachten, daß eine Hypercalcämie bei einer ganzen Anzahl andersartiger Störungen auftreten kann (BARTELHEIMER, HELLNER, JESSERER); so beim Morbus Paget, bei Skeletmetastasen und allen destruierenden Knochenprozessen, beim Boeckschen Sarkoid oder beim Plasmocytom, schließlich auch „idiopathisch" oder nach übermäßiger Milch- oder Alkaliaufnahme. Eine Hypophosphatämie kann Ausdruck tubulärer Nierenstörungen sein (FANCONI, DENT, DENT und HODSON).

Für die Klinik der halipenischen Osteopathien muß besonders betont werden, daß in den meisten Fällen eine *Kombination verschiedenartiger Störungen* die Entwicklung und die Ausprägung des Krankheitsbildes bestimmt, wie vor allem BARTELHEIMER hervorgehoben hat. Die Aufdeckung der verschiedenen, an dem Krankheitsgeschehen beteiligten Faktoren und die Abschätzung ihrer Wertigkeit sind Voraussetzungen für eine erfolgreiche Therapie.

Nach den Ausführungen der vorhergehenden Kapitel muß man bei der *klassischen Osteomalacie*, deren histologisches Kennzeichen die verbreiterten osteoiden Säume sind, mit den von SCHMITT-ROHDE, HABERICH und DETTMER angewendeten Methoden eine *Ultrastrukturauflockerung* im histologischen Bild erwarten, was sich auch bestätigte. Sie fand sich z. B. bei einer Sprue, die zu einer klassischen Osteomalacie geführt hatte, bei der die statische Funktion des Skelets infolge Vorhandenseins noch genügend verkalkter, statisch-dynamisch wichtiger Knochenstrukturen gut erhalten und noch keine Deformierungen eingetreten waren.

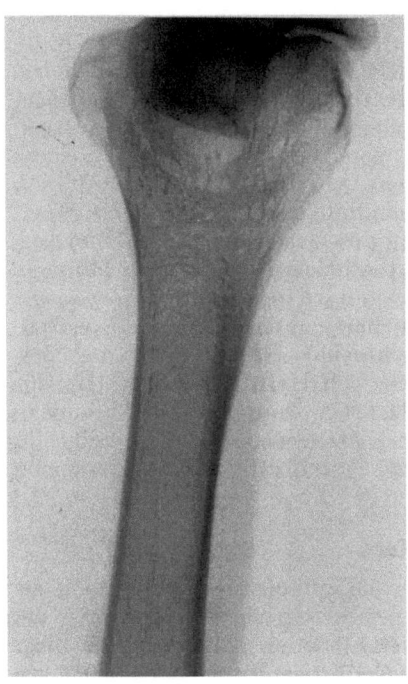

Abb. 5. Osteomalacie bei Sprue, 58jährige Pat. (Frau B. H.). „Osteoporose" im Röntgenbild mit scharfer Strukturierung durch die noch hinreichend verkalkten Knochenanteile (s. Abb. 6). Infolge nicht schattengebenden Osteoids verstärkte Rarefizierung.

Obwohl die *Röntgenuntersuchungen* des Beckens, der Wirbelsäule, der Oberarme und der Hände in diesem Falle (BARTELHEIMER und SCHMITT-ROHDE) bis auf eine auffallende „Osteoporose" keine Destruktionen oder Verformungen erkennen ließen (Abb. 5), fand sich *histologisch* das typische Bild einer Osteomalacie mit breiten, übermäßig ausgedehnten osteoiden Säumen, ohne eindeutige Rarefizierung der Strukturen. In allen verkalkt gewesenen Knochenanteilen bestand auch eine deutliche Ultrastrukturauflockerung von fleckigem Aussehen (Abb. 6), die auf Grund der Färbungsbilder mit Toluidinblau und mit Perjodsäure-Schiff durch einen Schwund der Mucopolysaccharidkomponente in der organischen Matrix erklärt werden konnte. Somit lag hier in den verkalkt gewesenen Knochenanteilen zusätzlich ein relativer Kalksalzmangel vor.

Zum Vergleich ist in Abb. 7 der histologische, mit Azan gefärbte Schnitt von normalem Knochen wiedergegeben, der von einer 29jährigen Frau (V. T.) kurz vor dem Tode aus dem Beckenkamm gewonnen wurde. Frau V. T. war das Opfer eines Verkehrsunfalles. Beide histologischen Schnitte wurden im selben Arbeitsgang 8 μ dick geschnitten, entkalkt, eingebettet und gefärbt.

Diese Form der resorptionsbedingten, durch einen Vitamin D- und Kalksalzmangel ausgelösten Osteomalacie wird in der Literatur in kasuistischen Beiträgen beschrieben, so neuerdings von SNAPP, SEELY, FALK und FEDER, von SALVESEN und BÖE sowie von JUERGENS, SCHOLZ und WOLLAEGER. Je nach der Schwere und vor allem nach der Krankheitsdauer der Sprue wurden klinisch noch als „Osteoporose" zu deutende bis zu mit schweren malacischen Deformierungen und Looserschen Umbauzonen einhergehende Krankheitsbilder beobachtet. In vielen Fällen

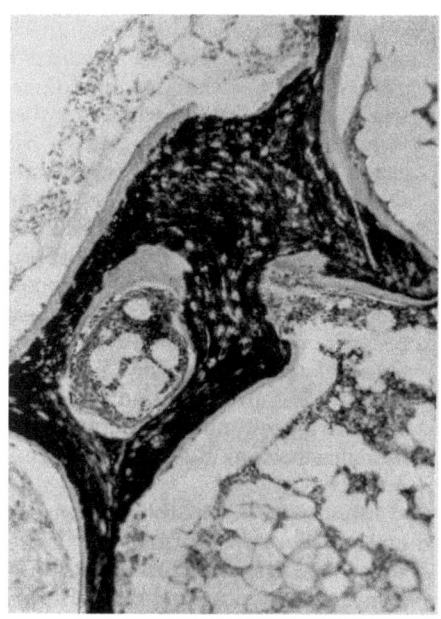
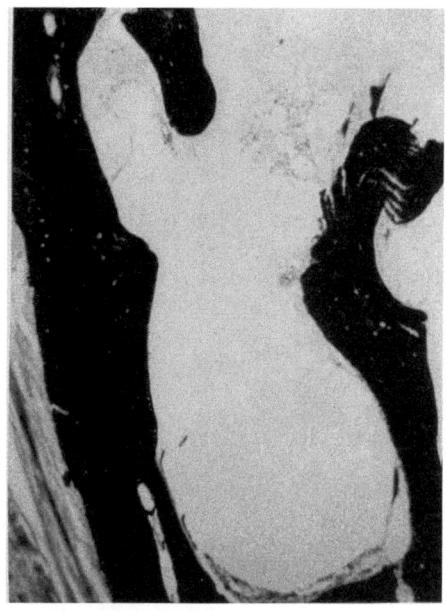

Abb. 6   Abb. 7

Abb. 6. Osteomalacie bei Sprue. Gleicher Fall wie Abb. 5. Azanfärbung, 1×84. Spongiosa. Osteoid sehr stark vermehrt, deutliche Ultrastrukturauflockerung von fleckigem Aussehen innerhalb der Bälkchen, aber für die Statik noch ausreichender Kalkgehalt

Abb. 7. Normalfall (Frau V. T.). Azanfärbung, 1×84. Corticalis. Normal ausgebildetes Osteoid, normale Ultrastrukturdichte.

ließ sich eine Erniedrigung der Mineralwerte im Serum nachweisen, oft aber auch keinerlei Abweichung. Die alkalische Phosphatase erwies sich in den meisten Beobachtungen als erhöht.

Die *Pathogenese* dieser Osteomalacie ist leicht verständlich. Infolge der mangelhaften Fettresorption kommt es zu einem starken Verlust an fettlöslichen Vitaminen und zur Bildung unlöslicher Kalkseifen im Dünndarm. Die zwangsläufige Folge ist eine ungenügende Zufuhr von Kalksalzen in das Blut und damit in das Skeletsystem. Dadurch muß es aber zur Aufrechterhaltung des Calciumspiegels im Serum zu einer vermehrten Parathormonproduktion kommen und hierdurch wiederum zu einem Kalksalzentzug aus dem Knochen. Denn die Calcium-Ionen-Konzentration im Serum steuert nach MCLEAN die Abgabe von Parathormon aus den Epithelkörperchen; unter Einschaltung des "Feedback"-Mechanismus setzt infolge der mangelhaften Zufuhr von Calcium aus dem Darm die Selbststeuerung eines normalen Blutcalciumspiegels von 10 mg-% ein. Bleibt dieser Zustand des unzureichenden Calcium-Nachschubs vom Darm her genügend lange bestehen, so muß es zwangsläufig zu einem sekundären Hyperparathyreoidismus kommen. SALVESEN und BÖE haben den sekundären Hyperparathyreoidismus infolge einer Sprue in derartigen Fällen schon beschrieben. Sie fanden dabei eine konstante Hypophosphatämie und auch die Entwicklung eines Milkman-Syndroms mit symmetrischen Looserschen Umbauzonen.

e) Knochenerweichung bei Leberparenchymschädigung

Wir konnten bei weiteren 17 durch Resorptionsstörungen infolge *Anacidität* des Magensaftes, *Pankreasinsuffizienz* oder Zustandes *nach Magenresektion* hervorgerufenen Osteopathien histologisch immer eine malacische Komponente nachweisen. Gleichartige histologische Befunde fanden wir ferner bei *chronischen Leberschädigungen*, bei denen ja immer auch Resorptionsstörungen vorhanden sind. Abb. 8 und 9 zeigen das Röntgenbild der Wirbelsäule bzw. den histologischen Befund des aus dem Beckenkamm gewonnenen Knochens eines 66jährigen Mannes, der an einer biliären Lebercirrhose infolge chronischer Cholecystitis mit Cholelithiasis und Cholangitis, sowie sekundärer Pankreatitis mit chronischen Resorptionsstörungen litt.

Man sieht im histologischen Bild eine stellenweise diffuse Auflockerung der Ultrastruktur in den Bälkchen sowie eine ausgeprägte Rarefizierung von Corticalis und Spongiosa. Dabei waren osteoide Säume kaum, Zeichen einer vermehrten Osteoclasie überhaupt nicht vorhanden (siehe auch BARTELHEIMER und SCHMITT-ROHDE).

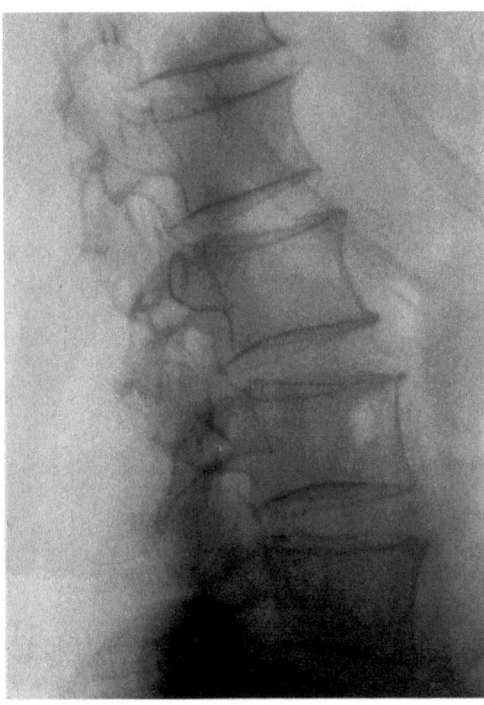

Abb. 8. Halipenische Osteopathie bei Lebercirrhose. Wie nachgezeichnet wirkende, dünne Deckplatten der WK; verwaschene, wie überradiert erscheinende Strukturen innerhalb der WK infolge absoluten Kalkmangels der Bälkchen (s. Abb. 9). Spondylarthrosis processus spinosi BAASTRUP

In diesem Falle war es bereits zu einer deutlichen Beeinträchtigung der Statik des Skelets gekommen, ohne Verformungen infolge malacischer Veränderungen, die allerdings schon aus der Abbildungsweise der Knochenstrukturen im Röntgenbild zu erschließen waren. Histologisch fand sich also neben der Porose eine Malacie in Form einer ausgeprägten Ultrastrukturauflockerung als Zeichen eines relativen Kalksalzmangels.

TRUTSCHEL schilderte kürzlich einen Fall mit *Fettcirrhose der Leber*, bei dem er histologisch eine Osteoporose ohne Anhalt für Malacie, aber mit Zeichen einer vermehrten lacunären Resorption fand. Dieser Patient hatte an der Wirbelsäule Kompressionsfrakturen sowie Fischwirbelbildungen. Da keine Ultrastrukturuntersuchung angestellt wurde, möchten wir annehmen, daß in diesem Falle schon die malacische Komponente — im Sinne einer absoluten Verminderung des Verkalkungsgrades ohne vermehrte osteoide Säume — die porotische Komponente überwog. Nur so scheint uns vor allem der Befund von Fischwirbeln erklärbar.

Bei der Lebercirrhose kommt noch hinsichtlich der Entwicklung der halipenischen Osteopathie der Faktor eines sekundären, durch die Lebererkrankung bedingten *Sexualhormonmangels* hinzu (RUPPEL und WEISSBECKER), der ebenfalls porose- *und* malaciefördernd auf das Skelet wirkt, wie wir weiter unten demonstrieren werden.

Gemeinsam mit BOLL konnten wir bei einer Reihe von Fällen, die an einer *perniciösen Anämie* litten, wohl als Folge der durch die Achylia gastrica bedingten Resorptionsstörung, eine halipenische Osteopathie im Sinne der Mischform von Osteomalacie und Osteoporose nachweisen.

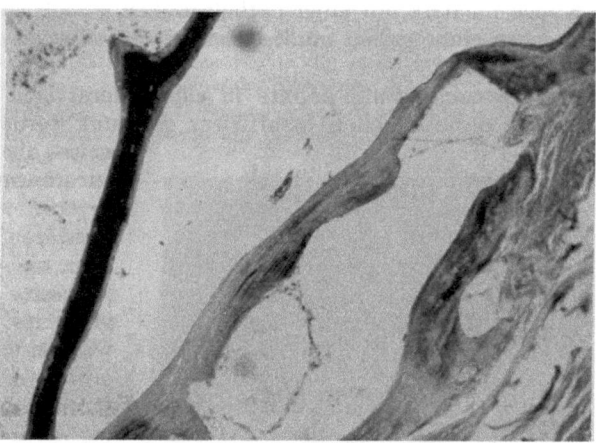

Abb. 9. Halipenische Osteopathie bei Lebercirrhose. Azanfärbung, 1×84. Corticalis und Spongiosa. Starke Rarefizierung, kaum Osteoid, stellenweise diffuse Ultrastrukturauflockerung als Zeichen eines schweren Kalkmangels in den Knochenstrukturen. Gleicher Fall wie Abb. 8

f) Knochenerweichung beim Hyperparathyreoidismus

Wir haben gesehen, daß zu einem Kalksalzmangel im Blut führende Störungen offenbar ganz allgemein einen sekundären Hyperparathyreoidismus zur Folge haben können. BARTELHEIMER spricht von dem relativ häufigen sekundären, „*regulativ ausgelösten*" Hyperparathyreoidismus. Nach unseren theoretischen Erörterungen ist dieser über die Einschaltung des "Feedback"-Mechanismus McLEANs auch zu erwarten. Vor allem WERNLY und BERDJIS haben diese pathophysiologische Folge bei der klassischen Osteomalacie nachgewiesen.

Zu der Frage, inwieweit auch durch den *primären Hyperparathyreoidismus* eine Knochenerweichung hervorgerufen werden kann, möchten wir auf 2 Fälle verweisen, über die gemeinsam mit BARTELHEIMER bereits in den Ergebnissen der Inneren Medizin, Bd. 7, auf den Seiten 564—567 eingehender berichtet wurde.

Im ersten Falle, der 49jährigen Frau G. B., war es infolge eines primären Hyperparathyreoidismus zu einer derart schweren diffusen Entkalkung des Skelets gekommen, daß sie innerhalb weniger Jahre um etwa 20 cm kleiner geworden war und wegen starker Schmerzhaftigkeit fast sämtlicher Skeletanteile etwa 2 Jahre lang das Bett hüten mußte. Röntgenologisch fanden sich klassische Verformungen der Osteomalacie. [Röntgen-Abbildungen der Wirbelsäule und des Beckens von diesem Fall in den Ergebnissen der Inneren Medizin, Bd. 7, S. 565 (1956).]

Die histologische Untersuchung (Abb. 10) zeigt bei der Azanfärbung eine äußerst starke Auflockerung der Ultrastruktur infolge Depolymerisation des Mucopolysaccharidanteils in der organischen Knochenmatrix, kaum eine Rarefizierung von Corticalis und Spongiosabälkchen. Es färbten sich auch die ehemals verkalkt gewesenen Knochenanteile fast durchweg blau, in einem helleren Farbton als die kaum vermehrt vorhandenen osteoiden Säume. Es bestand somit bei dieser Frau sowohl klinisch als auch histologisch das ausgeprägte Bild einer Knochenerweichung ohne eindeutig vermehrt vorhandenes Osteoid. Die operative Entfernung eines Epithelkörperchen-Adenoms hat die Diagnose eines primären Hyperparathyreoidismus bestätigt.

Das histologische Bild demonstriert in diesem Falle besonders eindrucksvoll, in welchem Ausmaße sich durch den Hyperparathyreoidismus eine *absolute*

Kalksalzverarmung des gesamten Skelets und damit eine Osteomalacie entwickeln kann. Die Kalksalzverarmung kam hier in erster Linie dadurch zustande, daß durch die Parathormonwirkung ein Teil der organischen Substanz, nämlich speziell die Glykoproteidkomponente, abgebaut wurde, was auch den Befunden von LASKIN und ENGEL entspricht. Ein vollständiger Abbau der Knochenmatrix durch gesteigerte Osteoclasie war hier nicht festzustellen. Die osteoiden Säume waren allenfalls gering vermehrt. Daß ein derart ausgeprägter Abbau der Glykoproteide in der Knochenmatrix mit einer pathologischen Mobilisierung der Kalksalze aus dem Knochen einhergehen muß, haben wir im theoretischen Teil dargelegt.

Eine gesteigerte Osteoidbildung könnte in einem derartigen Falle als ein Kompensationsversuch der statischen Insuffizienz gedeutet werden. Möglicherweise aber bleibt hier nur normal gebildetes Osteoid infolge der sekundären, wenn auch noch nicht stark ausgeprägten Nierenschädigung mit bereits nachweisbarer Acidose unverkalkt. Man könnte es dann als einen Hinweis auf einen schon vorhandenen *sekundären Hyperparathyreoidismus* werten, wie er infolge einer länger bestehenden sekundären Niereninsuffizienz beim primären Hyperparathyreoidismus zustande kommen kann (s. hierzu die schematischen Darstellungen des primären und sekundären Hyperparathyreoidismus von BARTELHEIMER und SCHMITT-ROHDE, S. 563). Das Osteoid reift in solchen Fällen nicht bis zur Erreichung der Kalkfängereigenschaft aus, auch wenn keinerlei Mangel an Vitamin D vorliegt (HOWARD, UEHLINGER, EGER, GILMOUR). Möglicherweise hat dies seine Ursache auch darin, daß das Parathormon dem Aufbau des zur Verkalkung notwendigen Glykoproteidanteils in der organischen Knochenmatrix entgegenwirkt.

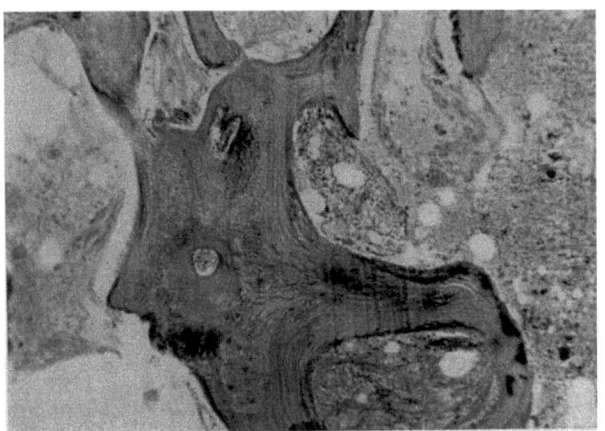

Abb. 10. Osteomalacie bei primärem Hyperparathyreoidismus. Azanfärbung, 1 × 84. Spongiosa. Osteoid kaum vermehrt, äußerst starke Ultrastrukturauflockerung diffuser Art, keine Rarefizierung. Frau G. B.

Die Entwicklung einer so ausgeprägten Osteomalacie bei einem Hyperparathyreoidismus dürfte immer zumindest den Verdacht auf eine *zusätzliche Störung* erwecken. Bei Frau G. B. fand sich auch eine *histamin-refraktäre Achylie* des Magensaftes. Es ist bekannt, daß bei Salzsäuremangel im Magensaft die Resorption der Kalksalze im Dünndarm, speziell die Calcium-Resorption, gehemmt sein kann (MAURER, BASTEN, BECKER, NIKLAS und PUCHTLER). Außerdem befand sich die erst 49jährige Frau infolge einer etwa acht Jahre zuvor durchgeführten Totalexstirpation der inneren Genitalien bereits seit längerer Zeit in der *Menopause*.

Die malacischen Knochenveränderungen müssen also in diesem Falle als Folge eines *Komplexes verschiedenartiger Störungen* aufgefaßt werden, in welchem die Auswirkungen der Parathormon-Überproduktion im Vordergrund standen. Das für einen primären Hyperparathyreoidismus nicht typische histologische Bild dürfte durch die zusätzlichen Faktoren, die Achylia gastrica mit dadurch ausgelösten Resorptionsstörungen und den Sexualhormonmangel, abgewandelt worden sein.

Auch bei der zweiten Beobachtung eines primären Hyperparathyreoidismus, der Frau E. J., war histologisch eine malacische Komponente nachzuweisen, obwohl hier klinisch und röntgenologisch noch kein Anhalt für eine Osteomalacie bestand. Bei dieser 57jährigen Patientin hatte der primäre Hyperparathyreoidismus offenbar schon 8 Jahre zuvor, bei Eintritt der Menopause begonnen.

Röntgenologisch fanden sich typische Cystenbildungen [s. Erg. Inn. Med. 7, S. 567 (1956)] an den Stellen der schmerzhaften Schwellungen, aber sonst am übrigen Skelet bis auf eine mäßige Osteoporose der Brustwirbelsäule keine auffällige Kalkarmut oder Verwaschenheit der Strukturen. Auch in diesem Fall erbrachte die operative Entfernung von zwei Epithelkörperchen-Adenomen die Bestätigung der Diagnose.

Das *histologische Bild* (Abb. 11) unterscheidet sich von dem im vorherigen Falle erheblich. Es zeigte zwar eine deutliche Vermehrung des Osteoids, aber bei der Azanfärbung eine Ultrastrukturauflockerung speziell der mittleren Partien der Knochenbälkchen, während die Ränder derselben zum Teil eine normale Rotfärbung und damit regelrechte Ultrastrukturdichte aufweisen. An vielen Stellen sind osteoclastische Lacunen nachzuweisen, von denen aus meist durch das ganze Bälkchen hindurchziehende hellblau gefärbte Bezirke ausgehen.

Dieses histologische Bild entspricht der *dissezierenden Osteoclasie*, wie sie als Folge der Auswirkung des Hyperparathyreoidismus am Knochen bekannt ist (UEHLINGER). Auch in diesem Falle ist die Ultrastrukturauflockerung durch eine Depolymerisation des Mucopolysaccharidanteils der organischen Grundsubstanz bedingt. An derartigen Stellen muß somit ein verminderter Kalksalzgehalt und damit eine Knochenerweichung vorliegen. Da aber die Knochenbälkchen und die Corticalis nicht durchweg einen höhergradigen Kalksalzverlust erlitten hatten, blieb bei dieser Patientin die Statik des Skelets erhalten, so daß klinisch manifeste Symptome der Malacie noch nicht in Erscheinung treten konnten.

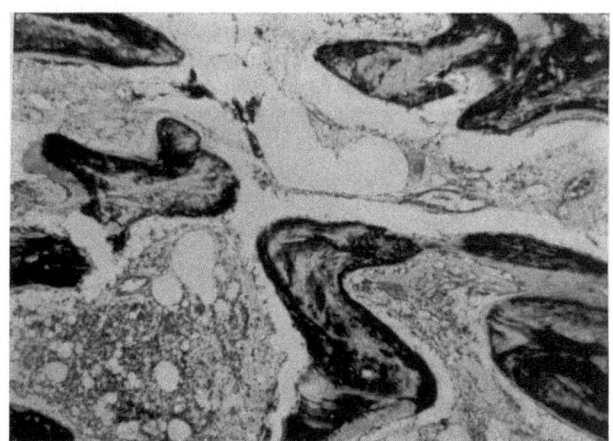

Abb. 11. Osteopathie bei primärem Hyperparathyreoidismus. Azanfärbung, 1×84. Spongiosa. Osteoid vermehrt, diffuse Ultrastrukturauflockerung im Zentrum der Bälkchen bei Osteoclasie. Geringe Rarefizierung. Frau E. J.

Aus diesem histologischen Befund kann man auch ersehen, daß infolge der übermäßigen Parathormonwirkung zunächst nicht alle Anteile der organischen Knochensubstanz abgebaut werden, was ja auch die Befunde von LASKIN und ENGEL besagen. Erst durch die Tätigkeit der Osteoclasten scheint dann eine völlige Resorption der gesamten organischen Matrix einzutreten.

An dieser Beobachtung ist wiederum hervorzuheben, daß zu dem Hyperparathyreoidismus eine weitere, das Knochensystem angreifende Krankheit hinzugekommen war. Es entwickelte sich offenbar vor dem Auftreten der Knochencysten, aber nach Einsetzen des Hyperparathyreoidismus, *zusätzlich eine Hyperthyreose*. Diese vermag, wie aus der Literatur bekannt ist (ASKANAZY und RUTISHAUSER, FOLLIS), die Parathormonproduktion zu steigern. Vielleicht ist diese Kombination von Hyperparathyreoidismus und Hyperthyreoidismus bei

Frau E. J. eine Erklärung dafür, daß es hier zur Cystenbildung kam, also zu einem örtlich begrenzten, übersteigerten Knochenabbau.

Die Gründe, warum die zentralen Partien der Knochenbälkchen bevorzugt der Ultrastrukturauflockerung unterlagen, können nur vermutet werden. Es wäre denkbar, daß sie in einer geringeren Versorgung dieser Knochenabschnitte vom Blut und Säftestrom mit Anbaustoffen und Mineralien zu sehen sind. UEHLINGER meint, daß die ,,dissezierende Osteoclasie" durch statisch-dynamische Faktoren zustande kommt. Die für die Erhaltung der Statik wichtigen Bälkchenanteile bleiben länger von der Osteoclasie verschont.

Das deutlich vermehrte Osteoid könnte in diesem Falle seine Erklärung wiederum darin finden, daß einmal infolge einer doch schon beginnenden statischen Insuffizienz des Knochens ein verstärkter Anreiz zur Bildung bestand, zum anderen aber die Ausreifung des Osteoids bis zur Erlangung der Kalkfängereigenschaft durch die übermäßige Parathormonwirkung gehemmt wurde.

g) Knochenerweichung bei Nierenerkrankungen

Auch im histologischen Bild renaler Osteopathien (Abb. 12) zeigt sich mit der Azanfärbung eine starke, teilweise diffuse Auflockerung der Ultrastruktur des Knochengewebes (SCHMITT-ROHDE, HABERICH und DETTMER, BARTELHEIMER und SCHMITT-ROHDE). Die Prüfung mit der Toluidinblau- und der Perjodsäure-Schiff-Färbung ergibt auch in solchen Fällen eine Depolymerisation der Mucopolysaccharide an den Stellen der Ultrastrukturauflockerung. Eine Vermehrung osteoider Säume war in dem gezeigten Falle der 55jährigen Frau E. M. kaum festzustellen, eher insgesamt gesehen eine Verminderung. Ein verstärkter osteoclastischer Abbau ließ sich in den dargestellten Knochenabschnitten

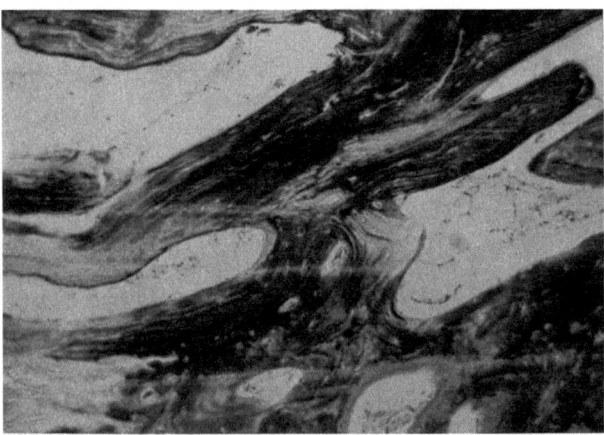

Abb. 12. Renale Osteopathie im Anfangsstadium. Frau E. M., 55 Jahre alt. Azanfärbung 1×84. Corticalis; Osteoid nicht vermehrt, stellenweise diffuse Ultrastrukturauflockerung, keine Rarefizierung

nicht nachweisen, desgleichen keine Markfibrose, aber stellenweise eine fibröse Umwandlung des Knochens. Eine eindeutige Rarefizierung der Strukturen bestand nicht (SCHMITT-ROHDE).

In diesem Falle war es infolge eines nach dem Krankheitsverlauf erst seit höchstens zwei Jahren insuffizienten, mit *Acidose* und *beginnender Phosphatstauung* einhergehenden *Nierenleidens* zu einer halipenischen Osteopathie gekommen, die auf Grund des histologischen Befundes einer ausgeprägten Ultrastrukturauflockerung im Knochengewebe noch ohne übermäßige Osteoidbildung und ohne Osteoclasie als *beginnende Osteomalacie* aufgefaßt werden mußte. Deformierungen waren am Skelet nicht eingetreten, weil offenbar noch genügend hinreichend verkalkte Knochenstrukturen erhalten waren. Bemerkenswerterweise war röntgenologisch noch kein sicherer Hinweis für die tatsächlich vorhandene halipenische Osteopathie gegeben.

ALBRIGHT u. Mitarb. sahen in dem vermehrten Auftreten osteoider Säume das Kennzeichen der ,,renalen Osteomalacie". EGER lehnt diese Auffassung ab. Er fand bei experimentell erzeugter Niereninsuffizienz fast immer eine dem Schweregrad der Nierenveränderungen parallel laufende Epithelkörperchen-Hyperplasie mit einer Osteodystrophia fibrosa, was RICHARDS, CLAIREAUX, UEHLINGER u. v. a. anhand von Beobachtungen am Menschen bestätigten.

Auf Grund unserer histologischen Befunde scheint *am Beginn* der Entwicklung halipenischer Osteopathien, auch der renal bedingten, *immer die Ultrastrukturauflockerung* im Knochengewebe zu stehen. Im zuletzt besprochenen Falle war es infolge der überwiegend glomerulären Niereninsuffizienz zur unzureichenden Ammoniakbildung und damit zur Hypercalciurie gekommen. Als deren Folge wurde zunächst über eine Senkung des Blutcalciumspiegels die Parathormonproduktion zur Selbsteinsteuerung des Blutcalciumspiegels auf den Normalwert angeregt. Ein daraus mit der Zeit sich zwangsläufig entwickelnder sekundärer Hyperparathyreoidismus war hier jedoch noch nicht entstanden. Erst dann, wenn die Epithelkörperchen-Hyperplasie sich bei *genügend langer Dauer* der Niereninsuffizienz mit Acidose und Phosphatstauung eingestellt hat, scheinen die histologischen und klinischen Zeichen des überstürzten Knochenumbaues im Sinne der Fibroosteoclasie erwartet werden zu können.

Bei solchen renalen Osteopathien besteht also noch das *Anfangsstadium* der Veränderungen im Knochengewebe. Erst wenn durch den Kalksalzverlust, wie er sich in der Ultrastrukturauflockerung zeigt, die statische Funktion des Skelets ernsthaft bedroht wird, erfolgt unter diesem funktionellen Reiz der vermehrte Anbau von Osteoid. Dieses gewinnt aber dann unter den Einwirkungen der Acidose und der Parathormonüberproduktion nicht mehr die Kalkfängereigenschaft, es entwickelt sich das histologische Bild der „renalen Osteomalacie".

Anhand von 7 Beobachtungen renaler Osteopathien verschiedener Ausprägung vermochten wir unsere Auffassung zu stützen. Wir fanden entsprechend dem zunehmenden Schweregrad des zugrunde liegenden Nierenleidens Abstufungen der histologischen Veränderungen über die immer, zunächst allein vorhandene Ultrastrukturauflockerung, dann die zusätzliche Vermehrung des Osteoids, bis zum Endstadium der gleichzeitigen Fibroosteoclasie.

ALBRIGHT und REIFENSTEIN nahmen eine Einteilung der renalen Osteopathie in *zwei Reaktionsformen* vor, die „*renale Osteomalacie*" und die „*renale Ostitis fibrosa generalisata*".

Nach ihren Ausführungen wird erstere durch die tubuläre Nierenschädigung ausgelöst. Über die Verminderung der Ammoniaksynthese kommt es zur stärkeren Calcium-Ausscheidung und infolge der renalen Acidose zur Phosphaturie. Der nun eintretende Calcium- und Phosphatmangel verhindert die Verkalkung des physiologisch neu gebildeten Osteoids und führt so zur Osteomalacie. Diese sei, wie UEHLINGER hervorhebt, noch unabhängig vom Funktionszustand der Epithelkörperchen. Erst wenn ein Globalschaden der Nieren mit Verödung der Glomeruli vorliegt, wird durch die jetzt eintretende Phosphatstauung zusammen mit der Hypocalcämie die Epithelkörperchen-Hyperplasie, der sekundäre Hyperparathyreoidismus, ausgelöst und damit die „renale Ostitis fibrosa" hervorgerufen. Die hierbei häufige Kombination von Osteomalacie und Fibroosteoclasie erklärt UEHLINGER damit, daß in der Regel ein Globalschaden der Niere mit tubulärer und glomerulärer Insuffizienz vorliegt.

Unsere aufgeführten Befunde bei durch eine überwiegend glomeruläre Niereninsuffizienz ausgelösten Osteopathien erlauben ihre Einteilung in *drei Stadien*, deren Schweregrad von der klinischen Ausprägung und Dauer des Grundleidens sowie vom histologischen Bild bestimmt wird.

Das *Stadium I* entspricht dem klinischen Befund einer erst kurzfristigen Niereninsuffizienz mit Acidose und noch ohne oder schon mit geringer Phosphatstauung sowie dem histologischen Befund allein der Ultrastrukturauflockerung im Knochengewebe deutlicheren bis starken Ausmaßes.

Das *Stadium II* ist klinisch gekennzeichnet durch eine schon länger bestehende Niereninsuffizienz mit Acidose und mit Phosphatstauung noch mäßigen Grades sowie histologisch durch die Ultrastrukturauflockerung und eine vermehrte Osteoidbildung, aber noch ohne verstärkte Osteoclasie und ohne Fibrose.

Im *Stadium III* findet man klinisch eine lange bestehende, schwere Niereninsuffizienz mit ausgeprägter Acidose und erheblicher Phosphatstauung im Serum sowie histologisch Ultrastrukturauflockerung, vermehrte Osteoidbildung und Fibroosteoclasie.

Diese drei Stadien der renalen Osteopathie gehen fließend ineinander über. Damit ist eine Zuordnung der sich in der Literatur ergebenden unterschiedlichen Befunde und Bezeichnungen möglich. Das erste Stadium der renalen Osteopathie wurde bisher nicht erkannt. Es ist histologisch uncharakteristisch und nur im Zusammenhang mit den klinischen Befunden des Grundleidens pathognomonisch. Das zweite Stadium entspricht der ,,renalen Osteomalacie", das dritte Stadium der ,,renalen Osteodystrophie" oder ,,renalen Ostitis fibrosa generalisata".

h) Mögliches Reaktionsprinzip des Knochengewebes auf zum Kalksalzverlust führende Störungen

Diese drei *Ausprägungsgrade* der Knochenveränderungen bei Niereninsuffizienz scheinen ganz allgemein ein *Reaktionsprinzip* des Knochengewebes auf Störungen zu sein, die ein Diffusionsgefälle aus den Kristalloberflächen zur Peripherie der Mikrostrukturen des Knochens zur Folge haben. NIELSEN fand bei der Schilddrüsenüberfunktion histologisch ,,Osteoporose" und ,,Osteomalacie", FOLLIS sah histologisch ,,Osteoporose", ,,Osteomalacie" und ,,Ostitis fibrosa". ASKANAZY und RUTISHAUSER beschrieben schon 1933 an den Knochen Basedow-Kranker eine ,,latente Osteodystrophia fibrosa", andere Autoren beobachteten nach STEYER sogar Cystenbildungen. Auch bei der Hyperthyreose sahen wir als erste Reaktion des Knochengewebes die Ultrastrukturauflockerung als Ausdruck eines verstärkten Kalksalzverlustes. Die angeführten Beobachtungen von resorptionsbedingten Osteomalacien, im Zusammenhang mit der in der Literatur beschriebenen Entwicklung eines sekundären Hyperparathyreoidismus bei den verschiedenen Osteomalacieformen (WERNLY und BERDJIS, SALVESEN und BÖE, MAYOR), sowie unsere Beobachtungen beim primären Hyperparathyreoidismus zeigen im Grunde immer dieses Reaktionsprinzip. Diese Auffassung läßt sich theoretisch untermauern, wie wir gezeigt haben.

Von dem *Charakter*, der *Intensität* und der *Dauer des jeweiligen Grundleidens*, sowie von den im Einzelfalle vorhandenen, zusätzlich die Entwicklung einer halipenischen Osteopathie *fördernden Faktoren* hängt es ab, wie schnell und in welchem Ausmaße das *Reaktionsprinzip ,,Ultrastrukturauflockerung — Malacie mit vermehrter Osteoidbildung — Fibroosteoclasie (Osteodystrophie)"* durchlaufen wird.

Die bei *rein tubulären Nierenschäden* in den letzten Jahrzehnten immer häufiger beobachteten Osteopathien werden vorwiegend in der Pädiatrie beschrieben, in der sie die Gruppe der ,,Vitamin D-resistenten Rachitis", des ,,Phosphat-Diabetes" darstellen. Vor allem FANCONI und seine Schüler haben sich um die Aufklärung der Pathogenese dieser Störungen bemüht, bei denen die verschiedensten Abweichungen im intermediären Stoffwechsel bekannt geworden sind.

FANCONI nahm eine Einteilung dieser tubulären, wahrscheinlich meist recessiv erblichen Nierenstörungen in drei Hauptformen vor: Die *Insuffizienz des proximalen Tubulusabschnittes* mit renaler Glucosurie, chronischer Aminoacidurie, porotischen oder malacischen Knochenveränderungen; die *Insuffizienz der Henleschen Schleife* mit dem ,,Diabetes salinus renalis" und die *Insuffizienz des distalen Tubulusabschnittes* ("Lower nephron nephritis"), die mit Isosthenurie, verminderter Ammoniakbildung, Urinalkalose, Blutacidose, Hyperchlorämie, Nephrocalcinose und Vitamin D-resistenter Rachitis einhergeht.

DENT nahm eine Einteilung der Vitamin D-resistenten Rachitis oder Osteomalacie in eine glomeruläre und eine tubuläre Gruppe vor. Bei letzterer unterschied er nach der Schwere der tubulären Störung sechs Typen, von denen Typ 5 und 6 mit renaler Acidose einhergehen. Gemeinsam mit HODSON beschrieb er unter dem Leitmotiv "general softening of bone due to metabolic causes" Fälle von Osteopathien bei Erwachsenen infolge tubulärer Niereninsuffizienz, bei denen die Röntgenbefunde trotz klinischer Osteomalacie normal sein können.

HILTEMANN, KUHLENCORDT und WENDEROTH sahen bei zwei Männern im Alter von 36 und 44 Jahren eine ,,allgemeine Entkalkung und osteoporotische Atrophie'' der Knochen mit Spontanfrakturen und Wirbelsäulenverbiegung infolge Funktionsstörungen im Tubulussystem der Nieren, bei denen sie eine Beteiligung der Nebennierenrinde annahmen (,,Osteoadrenorenales Syndrom''). COOKE, BARCLAY, GOVAN und NAGLEY teilten eine Beobachtung mit, deren Knochen autoptisch bei auffallender Weichheit das histologische Bild der Knochenatrophie fast ohne Osteoid boten. Klinisch und röntgenologisch bestand in diesem Falle eine eindeutige Osteomalacie mit allgemeinen Skeletschmerzen und malacischen Deformierungen des Sternums, der Wirbelsäule und des Beckens. ELLIOT beschrieb eine Vitamin D-resistente Osteomalacie mit Abnahme der Körpergröße und zahlreichen Looserschen Umbauzonen im Skeletsystem sowie Fischwirbelbildungen, bei dem die bioptische Untersuchung einen ,,normalen'' Befund ergab. Die Ätiologie dieses Falles blieb ungeklärt.

Diese wenigen, aus der Fülle der Literatur angeführten Beispiele legen speziell für die Osteopathien bei tubulären Nierenstörungen die Annahme nahe, daß in solchen Fällen ein absoluter Kalksalzverlust im Skeletsystem vorliegt, der sich in einer Ultrastrukturauflockerung des Knochens zeigen müßte. Diese Formen halipenischer Osteopathien müßten dann in das Stadium I des von uns aufgestellten Reaktionsprinzips eingeordnet werden.

i) Hormonal bedingte Knochenerweichung (ausschließlich Hyperparathyreoidismus) und Erfolg der Sexualhormontherapie

Eine weitere Gruppe, die der *hormonal* bedingten halipenischen Osteopathien — unter Ausschluß des Hyperparathyreoidismus — stellt im wesentlichen einen Beitrag zum ersten Stadium des dargestellten Reaktionsprinzips des Knochens auf den absoluten Kalksalzverlust dar. Da diese Gruppe jene Fälle umfaßt, bei denen die Porose praktisch immer überwiegt und lediglich eine malacische Komponente in Form der Ultrastrukturauflockerung beteiligt ist, habe ich sie an den Schluß der Abhandlung gestellt.

In dieser Gruppe halipenischer Osteopathien ist der Häufigkeit nach die durch *Sexualhormonmangel* bedingte Osteopathie an erster Stelle anzuführen. Die besondere Stellung der Sexualhormone mit ihrer *anabolen Wirkung* auf das Knochengewebe ergibt sich für die Klinik, wie schon aufgezeigt wurde, in therapeutischer Hinsicht. Durch ihre Verabreichung wird die Proteinsynthese in den mesenchymalen Zellen allgemein und in den Knochenzellen speziell gesteigert, die Stickstoffausscheidung markant vermindert und eine Calcium- und Phosphatretention bewirkt (ALBRIGHT und REIFENSTEIN, IVERSEN, PORTER, RUSKA, SZIRMAY, BOAS, CHAIN und DUTHIE, HENNEMAN, IRWIN, WANG und BURRAGE).

Ist die *Sexualhormonproduktion unzureichend*, so kommt es bei der Frau und bei dem Manne zur Entwicklung einer halipenischen Osteopathie infolge Verminderung der Glykoproteidproduktion in der organischen Matrix des Knochens. Dadurch wird zwangsläufig die Funktionsfähigkeit des mobilisierbaren Mineraldepots herabgesetzt. Es resultiert eine Erhöhung des Mineralionen-Gefälles aus dem Knochengewebe in die Gewebssäfte und in das Blut und damit ein Kalksalzverlust des Knochens. Da gleichzeitig die Bildung von Osteoid durch die verminderte Aktivität der Osteoblasten hierbei gehemmt ist, nimmt auch die organische Grundsubstanz an Masse ab. Das Gleichgewicht zwischen physiologischem Anbau und physiologischem Abbau ist zugunsten des letzteren gestört. Man muß demnach beim Sexualhormonmangel *eine Osteoporose oder eine Mischform von Osteoporose und Osteomalacie* erwarten, wobei die Ausprägung der malacischen

Komponente den klinischen Charakter der Skeletsystemerkrankung wesentlich mitbestimmt, wie das folgende Beispiel demonstriert.

Der 57jährige Herr W. S. litt an einer schon fortgeschrittenen halipenischen Osteopathie mit typischem Habitus, deren Ursache allein in einem *Hypogonadismus* infolge Verlustes beider Hoden gegeben war.

Histologisch fand sich außer einer stärkeren Rarefizierung der Strukturen besonders im Spongiosabereich eine ausgeprägte, teilweise diffuse Auflockerung der Ultrastruktur bei der Azanfärbung, als deren Ursache eine Verminderung oder Depolymerisation der Mucopolysaccharide in der organischen Grundsubstanz festgestellt werden konnte. Osteoide Säume fehlten fast völlig.

Das histologische Bild (Abb. 13) entspricht in diesem Falle in ausgeprägter Weise dem Stadium I der Knochenerweichung. Bei einem stellenweise derartig fortgeschrittenen Kalksalzverlust des Skelets mußten stärkere Beschwerden und auch schon Deformierungen an den besonders belasteten Skeletabschnitten eintreten. Der Patient wies eine Rumpfverkürzung noch mäßigen Ausmaßes auf, an der Brustwirbelsäule waren Plattwirbelbildungen nachweisbar; Klopf- und Stauchungsschmerz der Wirbelsäule und Federn der Rippen waren eindeutig vorhanden. [Habitus und Röntgenbild der BWS s. Ergebn. inn. Med. Kinderheilk. N. F. 7, 534 u. 535 (1956).]

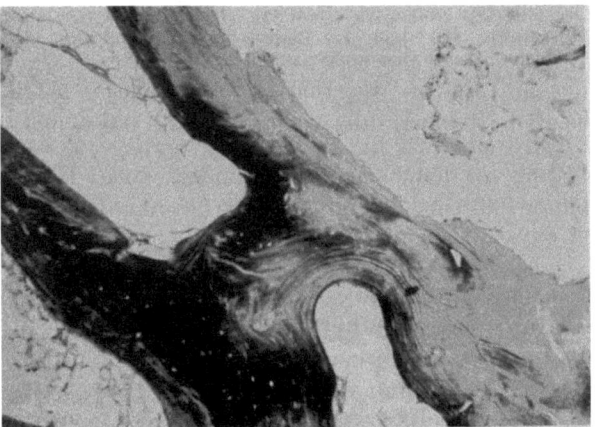

Abb. 13. Halipenische Osteopathie infolge Spätkastration. Herr W. S., 57 Jahre alt. Azanfärbung 1×84. Corticalis-nahe Spongiosa. Keine osteoiden Säume, ausgeprägte, stellenweise diffuse Auflockerung der Ultrastruktur. Geringe Rarefizierung

Warum die halipenische Osteopathie bei diesem Spätkastraten erst vom 50. Lebensjahr an klinische Erscheinungen verursachte, kann nur vermutet werden. Sicher hat sie sich nach dem Verlust der Hoden im 22. Lebensjahre allmählich entwickelt. Es wäre denkbar, daß sich hier erst mit dem Einsetzen der allgemeinen Alterung und damit auch etwa eines Nachlassens der Produktion der androgenen Corticosteroide in der Nebennierenrinde das klinische Bild der Osteopathie manifestieren konnte. Eine solche Annahme erscheint besonders deshalb berechtigt, als bei diesem Patienten sonst keinerlei krankhafte Organbefunde erhoben werden konnten und die Therapie allein mit Sexualhormon-Substitution praktisch die völlige Wiederherstellung der Statik mit Erreichung von Beschwerdefreiheit und Wiedererlangung der Berufsfähigkeit bewirkte.

Wie Abb. 14 zeigt, war nach drei Monaten intensiver Verabreichung von Testosteron die *Ultrastrukturdichte* des Knochengewebes normalisiert. Bei der *Punktion* am Beckenkamm erwies sich der zuvor weiche Knochen jetzt als normal hart. Darüber hinaus fanden sich nun noch schmale osteoide Säume als Zeichen des in Gang gekommenen Knochenanbaues.

Dieser histologische Befund der Normalisierung der Ultrastruktur unter der Sexualhormontherapie wird durch klinische Befunde unterstrichen. PERLOFF, BOUTWELL und MAAS konnten neuerdings bei als solche gesicherten klimakterischen ("steroiddeficiency") Osteoporosen durch Sexualhormontherapie immer innerhalb 4 — 6 Wochen (bei 50 Frauen und 12 Männern) Beschwerdefreiheit und eine Normalisierung der zuvor negativen Calciumbilanz erreichen.

Unser Patient wurde innerhalb von drei Monaten durch die Sexualhormonbehandlung beschwerdefrei. Nach weiteren drei Monaten der dann in geringerer Dosis fortgeführten

Therapie fanden sich im histologischen Schnitt vom mittels Beckenkammpunktion erneut gewonnenen Knochencylinder in *überschießendem Maße* vorhandene osteoide Säume, wie Abb. 15 zeigt.

Es hatte sich demnach nicht nur klinisch, sondern auch histologisch durch die Therapie mit Sexualhormonen eine *völlige Wiederherstellung* des zur normalen statischen Funktion des Skelets erforderlichen Verkalkungsgrades und zumindest ein Ausgleich zwischen Abbau und Anbau des Knochengewebes erreichen lassen. Somit wurde einmal die Funktionsfähigkeit des Mineralionendepots in der organischen Knochenmatrix wiederhergestellt, zum anderen die Bildung von Osteoid und damit ein normaler, ja sogar überschießender Knochenanbau erzielt. Die theoretischen und bisher praktisch nur tierexperimentell untermauerten Vorstellungen von der Wirkungsweise der Sexualhormone auf das Knochengewebe finden durch diese Beobachtungen ihre experimentelle Bestätigung beim Menschen.

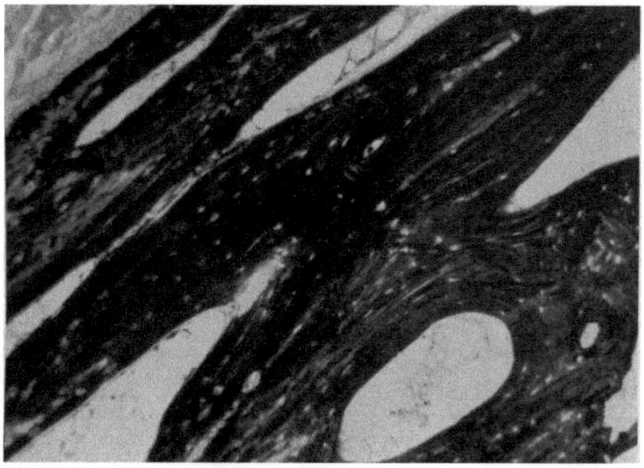

Bei der „*postmenopausischen Osteoporose*" zeigt sich *histologisch* eine oft schon erhebliche Ultrastrukturauflockerung in der Corticalis und in den Spongiosabälkchen bei deutlich vermindertem Osteoid, wie Abb. 16 demonstriert (SCHMITT-ROHDE).

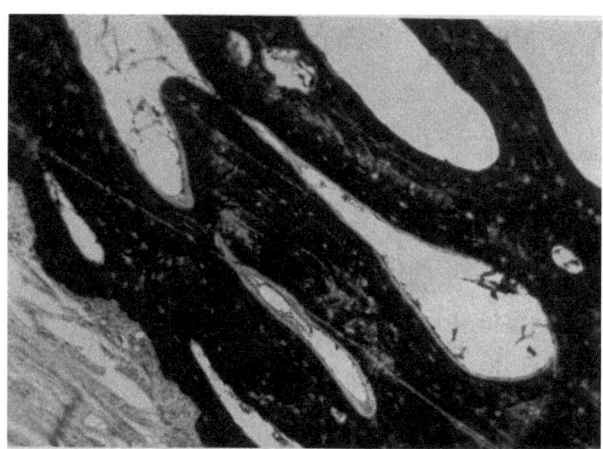

Abb. 14. Gleicher Fall wie Abb. 13. Azanfärbung, 1×84. Corticalis. Nach dreimonatiger Sexualhormontherapie Ultrastrukturdichte normalisiert; schmale osteoide Säume

Abb. 15. Gleicher Fall wie Abb. 13 und 14. Azanfärbung, 1×84. Corticalis. Nach sechsmonatiger Sexualhormonbehandlung stellenweise verbreiterte osteoide Säume. Normale Ultrastruktur (Abb. 13—15 s. auch Klin. Wschr. 1956, 296)

Wie wohl meist bei der sogenannten postmenopausischen Osteoporose waren in dem angeführten Fall mehrere zur halipenischen Osteopathie führende Störungen nachzuweisen. Es bestanden neben dem Zustand nach Totalexstirpation der inneren Genitalien vor 21 Jahren seit dem 25. Lebensjahr immer wieder auftretende Entzündungen und Ulcusbildungen im Magen und Duodenum sowie seit kurzer Zeit eine subakute Pankreatitis. Ausgeprägte Resorptionsstörungen ließen sich aber nicht nachweisen. Man muß deshalb annehmen, daß der erst nach Beginn der Magen-Darm-Störungen eingetretene Sexualhormonmangel in der Menopause die Entwicklung der halipenischen Osteopathie auslöste. Eine gewisse endogene Prämorbidität des Skeletsystems war schon aus der Angabe einer Rachitis in der Kindheit und auch aus dem Auftreten einer Sudeckschen Atrophie nach Operation einer Dupuytrenschen Kontraktur anzunehmen.

Die *reine senile Osteoporose* läßt sich von den hypogonadalen Formen vor allem histologisch gut abgrenzen. *Histologisch* zeigt sich in derartigen Fällen eine starke Rarefizierung der Knochenstrukturen bei *normaler, eher sogar vermehrter Ultrastrukturdichte* (BARTELHEIMER und SCHMITT-ROHDE). Osteoide Säume sind kaum aufzufinden, wie Abb. 17 demonstriert.

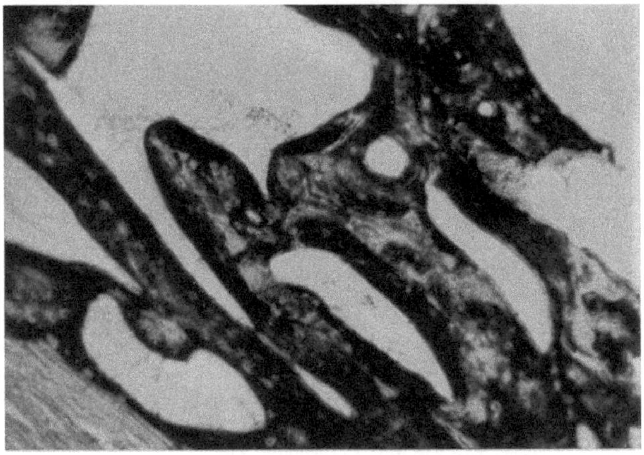

Infolge eines Herz- und Gefäßleidens war bei dieser Patientin ein vorzeitiges Senium eingetreten, obwohl sie noch bis zum 52. Lebensjahr menstruiert hatte. Zu der Ausprägung der Osteoporose dürfte eine seit Jahren durch das Herzleiden erzwungene Inaktivität beigetragen haben. Inwieweit bei derartigen mit einer *chronischen Sauerstoffnot* des Organismus einhergehenden Krankheitszuständen die Entwicklung der Osteoporose durch den Sauerstoffmangel beeinflußt und begünstigt wird, muß dahingestellt bleiben. Die Annahme liegt nahe, daß hierbei das bradytrophe Knochengewebe in erster Linie in seinem Anbau gehemmt wird.

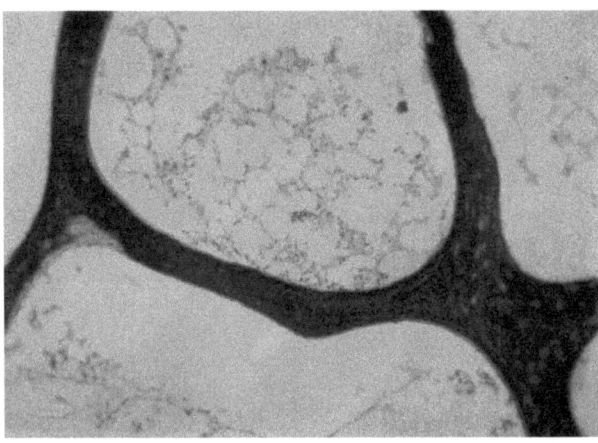

Abb. 16. Postmenopausische Osteoporose. 64jährige Frau H. Sp. Azanfärbung, 1 × 84. Corticalis und Spongiosa. Kaum osteoide Säume, leichte Ultrastrukturauflockerung. Mäßige Rarefizierung

Abb. 17. Senile Osteoporose. 59jährige, stark vorgealterte Frau M. C. Azanfärbung, 1 × 84. Spongiosa. Kaum osteoide Säume, Ultrastrukturdichte eher verstärkt. Starke Rarefizierung

Unter 11 Fällen von hormonalbedingter halipenischer Osteopathie, die im histologischen Bild als Mischform von Osteoporose und Osteomalacie anzusprechen waren, sahen wir [SCHMITT-ROHDE (1957)] auch zwei *mittelgradige Hyperthyreosen*. In beiden Fällen, einer 68jährigen und einer 55jährigen Frau, waren schon klinisch malacische Symptome nachweisbar, es ergaben sich zusätzliche Faktoren, wie eine allgemeine Arteriosklerose im einen und eine Anacidität im anderen Falle. Der histologische Befund des Knochengewebes entsprach dem des Stadium I nach unserer Einteilung.

Auch beim *Diabetes mellitus* konnten wir histologisch eine mehr oder weniger ausgeprägte Ultrastrukturauflockerung als Ausdruck der Malacie dann nachweisen, wenn der Zuckerstoffwechsel seit längerer Zeit schlecht eingestellt war. HERNBERG beobachtete ebenfalls bei nicht acidotischen Diabetikern die Osteoblasten-Osteoporose, dagegen bei schlecht geführten, mit einer diabetischen Acidose belasteten, die Entwicklung einer Fibroosteoclasie. Zu gleichartigen Feststellungen kamen auch BUTTURINI und BARONCHELLI.

Der *Hypercorticoidismus*, in seiner ausgeprägtesten klassischen Form der *Morbus Cushing*, hat nach ALBRIGHT und REIFENSTEIN auf das Knochengewebe eine *antianabole* Wirkung. ACTH und Cortison hemmen den Zellstoffwechsel der Osteoblasten und Osteocyten, der Knochenanbau wird vermindert. Es entwickelt sich bei der übermäßigen Produktion von Glucocorticoiden eine *Osteoporose*, wie die Erfahrungen der Klinik lehren (BARTELHEIMER und SCHMITT-ROHDE). Seit der Einführung der langfristigen Behandlung allergischer Krankheiten mit ACTH und Cortison haben sich die Beobachtungen gehäuft, daß durch eine solche Therapie eine Osteoporose hervorgerufen werden kann. EISENSTADT und COHEN betonen dabei die Steigerung der Calciumausscheidung im Urin, bei deren Ansteigen über einen Wert von 150 mg pro die die Gefahr einer negativen Calciumbilanz drohe und Maßnahmen zur Verhütung der Entwicklung einer Osteoporose erforderlich werden. Die Dekompensation des Mineralhaushaltes dürfte hierbei der des Stickstoffhaushaltes folgen (BARTELHEIMER und SCHMITT-ROHDE). Die Mineraldepots geraten infolge der verminderten Aktivität der Knochenzellen und dadurch mangelnder Erneuerung der organischen Grundsubstanz in eine negative Bilanz. Das dynamische Ionen-Gleichgewicht wird gestört, das Ionengefälle aus dem Knochengewebe in die Gewebssäfte gesteigert.

Demnach müßte man auch beim *Hyperglucocorticoidismus* einen relativen Kalksalzmangel erwarten, es sei denn, daß der Abbau der organischen Knochenbestandteile mit dem der anorganischen Schritt hält. SNAPPER, FOLLIS sowie SISSONS sahen morphologisch beim Morbus Cushing immer eine Osteoporose. Die Entwicklung von Fischwirbeln aber, die gerade für die Cushing-Osteoporose kennzeichnend ist, läßt ein Überwiegen des Kalksalzverlustes über den Abbau der organischen Grundsubstanz, also eine malacische Komponente, vermuten. Man müßte demnach in solchen Fällen ebenfalls eine Ultrastrukturauflockerung erwarten.

Bisher wird die Diagnose einer Knochenerweichung erst dann gestellt, wenn diese soweit fortgeschritten ist, daß röntgenologisch erfaßbare gröbere Strukturveränderungen oder sogar schon irreparable Verformungen am Skeletsystem vorhanden sind. Das Ziel muß natürlich sein, bereits vor Eintritt derartiger Schäden die *sichere Diagnose* der Osteomalacie zu stellen, damit rechtzeitig eine entsprechende Therapie durchgeführt werden kann. Voraussetzung hierzu ist, die Malacie des Knochens von den übrigen Formen der halipenischen Osteopathien, der Osteoporose und der Osteofibrose, klar abzugrenzen. Hierzu ist eine möglichst weitgehende Kenntnis ihres Wesens erforderlich, wie sie von den neueren Ergebnissen der Grundlagenforschung am Binde- und Stützgewebe auszu gewinnen war.

Die *Therapie* der malacischen Systemerkrankungen des Skelets wird von der jeweiligen Grundkrankheit bestimmt. Im Einzelfalle ist dementsprechend immer vor Beginn der Behandlung zu klären, ob den vorliegenden malacischen Knochenveränderungen Erkrankungen innerer Organe zugrunde liegen. Chronische Resorptionsstörungen im Magen-Darm-Trakt, etwa infolge einer Achylia gastrica oder/und einer Pankreasinsuffizienz, glomeruläre und tubuläre Nierenfunktionsstörungen entzündlicher, degenerativer oder arteriolosklerotischer Art, vor allem soweit sie mit einer Acidose einhergehen, sowie chronische Leberkrankheiten sind die häufigsten Ursachen. Auch an den primären Hyperparathyreoidismus muß gedacht werden, der über die sekundäre Schädigung der Nieren in den sekundären Hyperparathyreoidismus übergehen kann [s. hierzu BARTELHEIMER und SCHMITT-

Rohde in den Ergebnissen der Inneren Medizin Bd. 7, Seite 561—568 (1956)].
Auf hormonale Über- oder Unterfunktionszustände speziell der Nebennierenrinde, der Schilddrüse und der Keimdrüsen, schließlich auch auf einen eventuellen Mangel an Vitamin C muß geachtet werden.

Der reine Vitamin D-Mangel, etwa in Analogie zur klassischen kindlichen Rachitis, ist offenbar in den Kulturstaaten heute äußerst selten. So wird man praktisch immer bei Vorliegen malacischer Knochenveränderungen nach einer der aufgezählten Grundstörungen suchen müssen. Erst nach ihrer Aufdeckung und gezielten Behandlung ist im Einzelfalle die Voraussetzung für eine wirksame Therapie mit Vitamin D und Kalkpräparaten gegeben. Dabei muß besonders betont werden, daß die kritiklose Verabreichung von Vitamin D und Kalkpräparaten zu schwersten Schäden führen kann, wenn infolge der Grundstörung, etwa einer mit Acidose einhergehenden Nierenerkrankung, das Osteoid nicht mehr die Fähigkeit zur Kalksalzeinlagerung besitzt. In solchen Fällen kann durch die für den Knochen nutzlose Vitamin D- und Kalkzufuhr die Nephrocalcinose, die Arteriosklerose, die Kalkeinlagerung in Lungen und Magenwand — um nur die wichtigsten Prädilektionsorte zu nennen — provoziert werden!

Die Substitution mit Sexualhormonen ist unbedingt erforderlich, wenn neben der Malacie auch eine Porose des Knochensystems vorliegt, wenn also eine Förderung des Knochenanbaus angestrebt werden muß, wie es speziell für die hypogonadalen Formen der Osteoporose zutrifft.

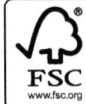

MIX
Papier aus verantwortungsvollen Quellen
Paper from responsible sources
FSC® C105338

If you have any concerns about our products,
you can contact us on
ProductSafety@springernature.com

In case Publisher is established outside the EU,
the EU authorized representative is:
**Springer Nature Customer Service Center GmbH
Europaplatz 3, 69115 Heidelberg, Germany**

Printed by Libri Plureos GmbH
in Hamburg, Germany